AB型小將の輕盈瘦身術

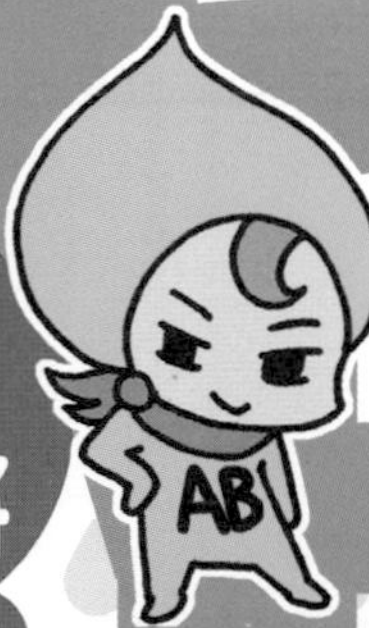

作者 中島旻保

譯者 張智淵

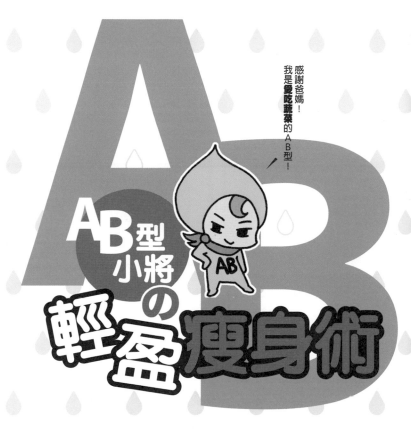

AB型小將

「常見」的NG瘦身術

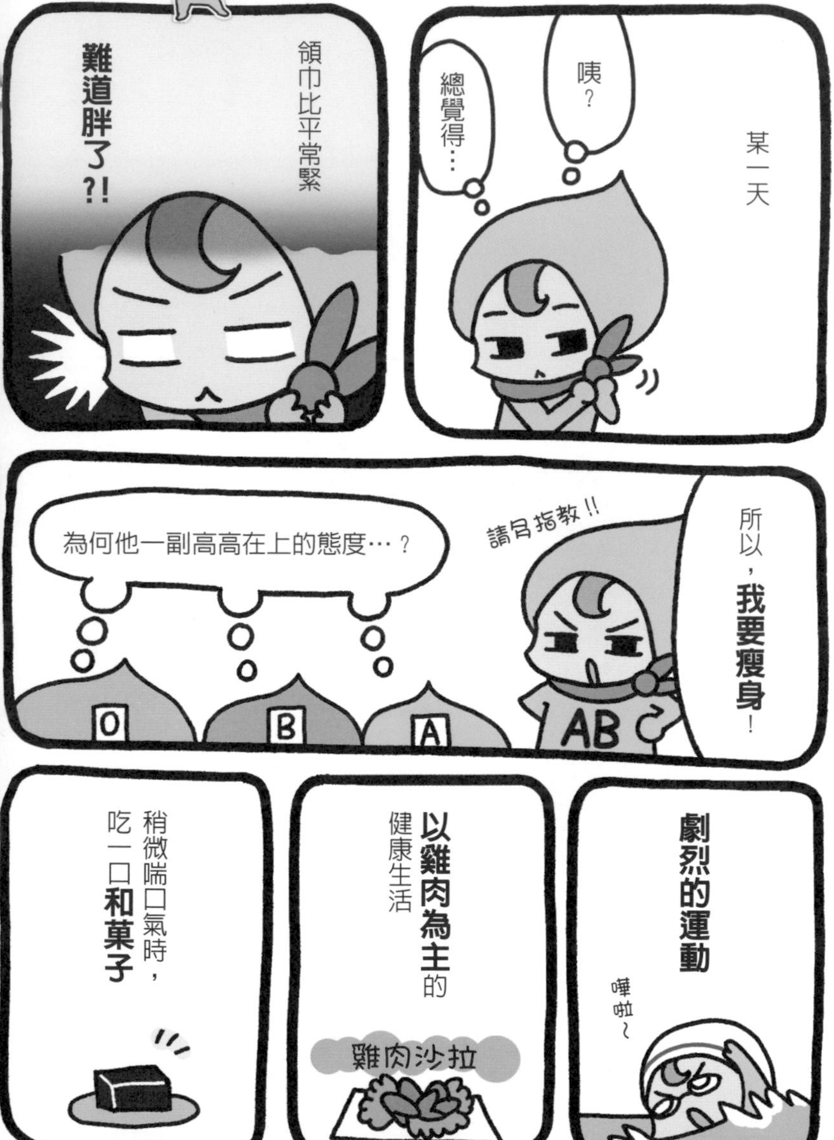

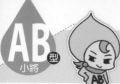

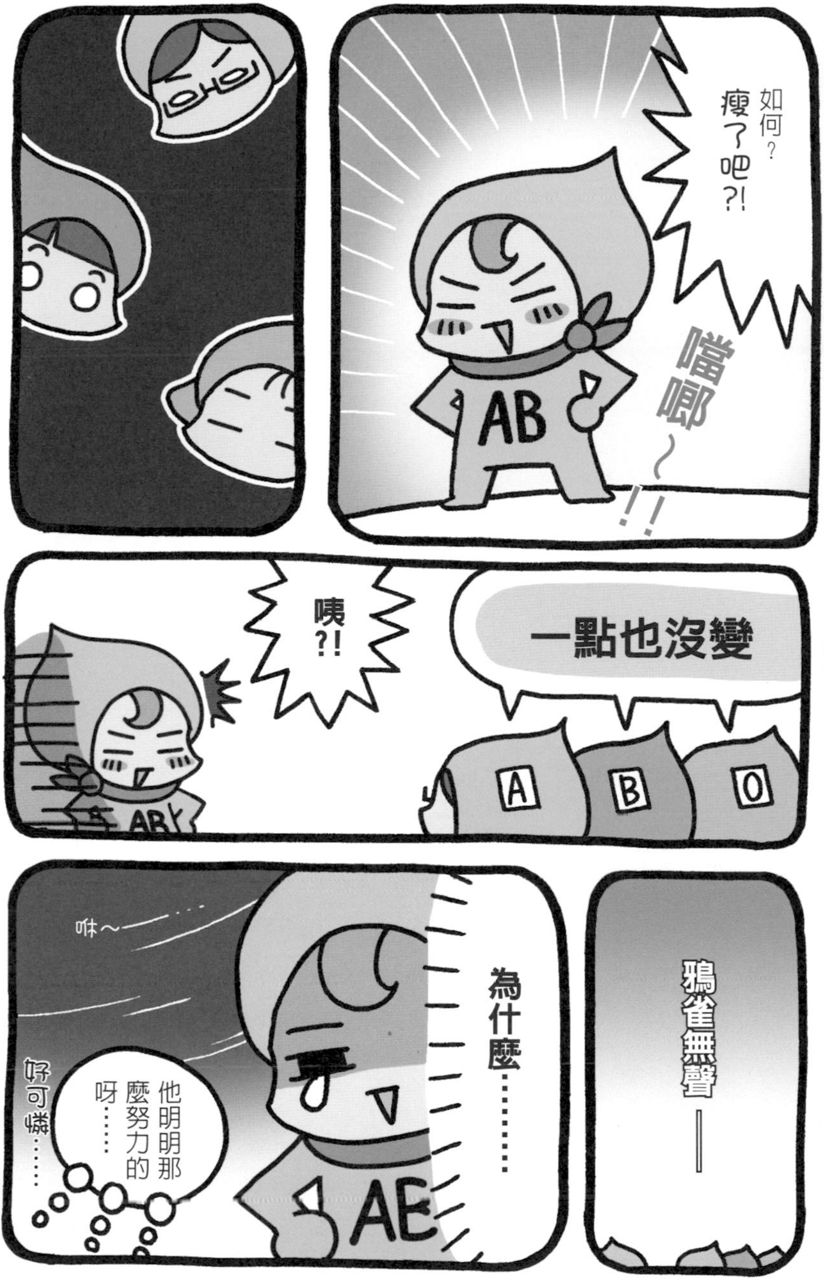
如何？瘦了吧?!
噹啷～!!
一點也沒變
咦?!
為什麼……
咻～
他明明那麼努力的呀……
好可憐……
鴉雀無聲——

Contents

AB血型瘦身術
AB型小將輕盈瘦身術

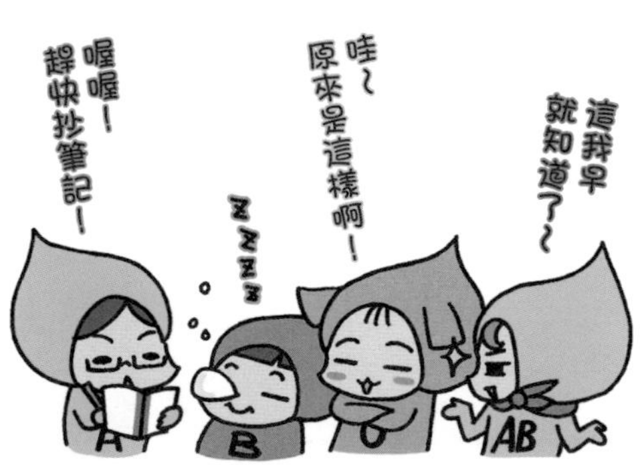

這我早就知道了~
哇~原來是這樣啊！
ZZZ
喔喔！趕快抄筆記！

第3章 透過飲食實踐！AB型小將瘦身術

check!!

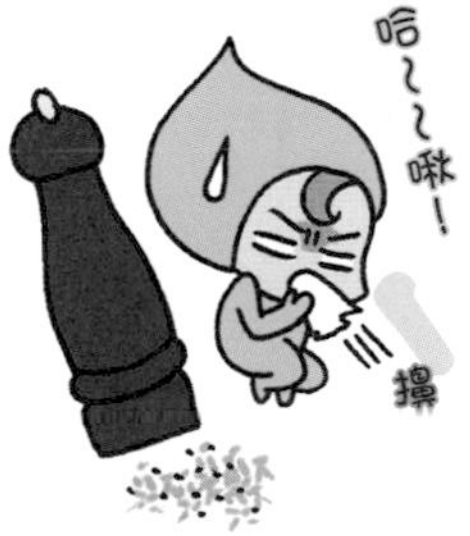

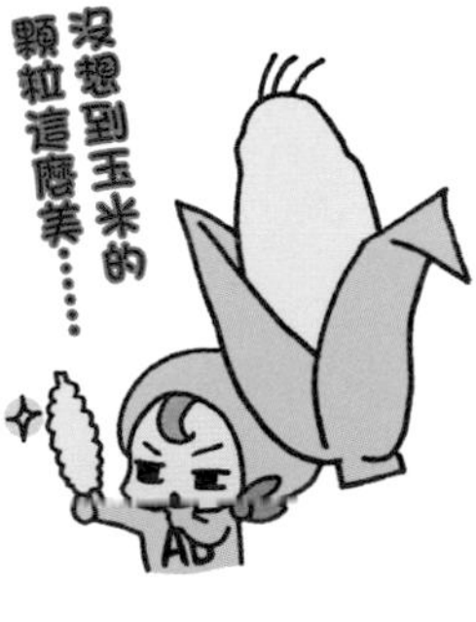

check!!

第4章 AB型小將的生活習慣瘦身術

Column

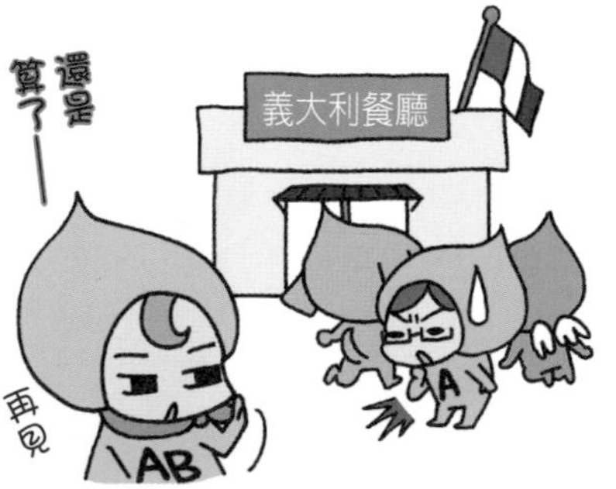

1

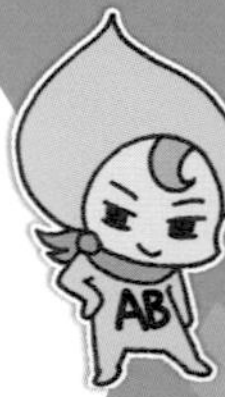

血型和人體之間令人意外的關係

血型基本上分成 A、B、O、AB 四種，每個人身上都流著其中一種血液。其實，「血型」掌握了瘦身的關鍵。採取「血型瘦身術」能夠塑造健康的身體以及迷人的體態。首先在這一章解說其理論基礎。

理論

1 血型不只決定個性！

瘦不下來說不定是因為血型！

「那個人吃得比我多很多，為什麼不會發胖呢？」

「為什麼電視上熱烈討論的○○瘦身術，對我不太有用？」

你是否曾經像這樣感到疑惑？

即使吃相同的分量、相同的食物，有的人會發胖，有的人不會發胖。就算實踐○○瘦身術，有的人瘦得下來，有的人瘦不下來。為什麼會產生這種差異呢？

那是因為人各自具有不同的體質。

A一吃肉，腹部馬上就會囤積脂肪。可是，B一吃肉，代謝率就會提高，身體狀況也會變好。這種案例並不罕見。如果體質不同，就不能採取一樣的瘦身術。

「那麼，該怎麼做才能知道自己的體質呢？」

關鍵就在於「血液」。

人透過血液流動維持生命。血液會將氧氣和營養素帶到全身，促進身體健康，因此血液決定了一個人的體質。然而，

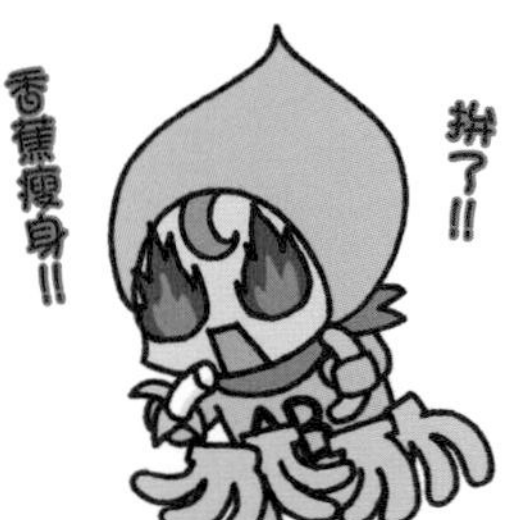

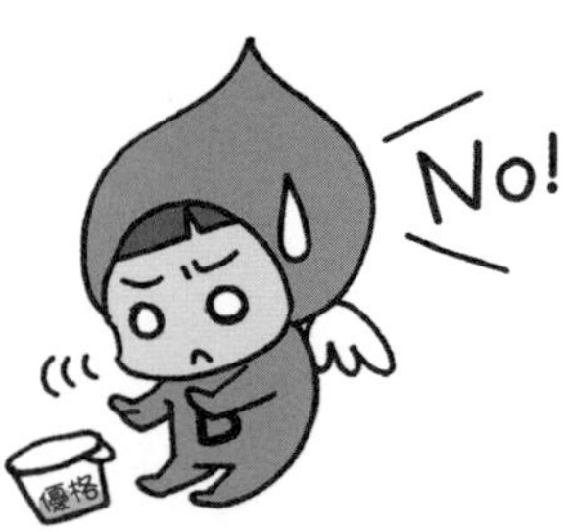

若想分析血液，檢查所有食材是否適合自己，勢必要花一筆龐大的費用。更何況就現實而言，不可能為了瘦身而去做血液分析。

因此，應該關注的是「血型」。

美國從以前就廣泛地研究透過血型區分體質的方法。A型的人吃什麼容易發胖、吃什麼不容易發胖？B型、O型、AB型的人又是如何……等各種血型的差異。

本書中的「血型瘦身術」是將奠定於這種研究結果的飲食療法，予以改良。不必想吃什麼卻強迫自己克制，或者減少飲食量。**只要注意盡量選擇適合自己血型的食材，飲食均衡即可。**

如果實踐這種瘦身術，你的身體會慢慢變得既「健康」又「緊實」，並在「不知不覺間」，感受到體重「自動」下降。

許多想瘦身的人，會先在意吃的「量」。然而，在瘦身過程中，真正重要的不是「量」，而是「質」，也就是吃的內容。

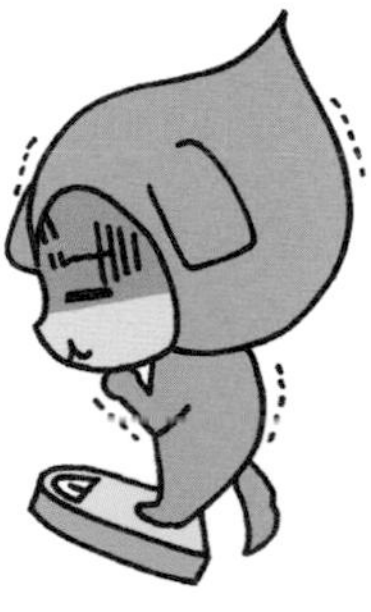

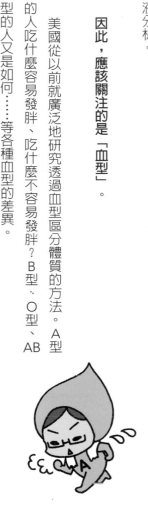

血型瘦身術不刻意、不勉強，才能持之以恆！

本書中解說的「血型瘦身術」是透過選擇食材食用，達到讓身體更健康的目標。透過這麼做，會**從體內活化身體，以身體原本具有的力量，自然提高代謝率**。結果，不必強迫自己克制、刻意減少飲食量就能自然地瘦下來，而且不用擔心會復胖。

或許有人會認為：「我之前不管怎麼努力都沒用，我才不相信不克制食慾就能瘦下來。」限制飲食、極端地降低攝取熱量的「斷食瘦身術」，復胖的可能性非常高。然而，「血型瘦身術」是以從根本調理體質為目標，大約一週後，最慢一個月後，即使沒有減少飲食量，無論是從體重或從身體的線條變化，都能看出效果。

此外，也有人在瘦身的過程中，只在意體重和ＢＭＩ（身體質量指數）等數值。然而，如同每個人長得都不一樣，脂肪和肌肉的比例、骨質密度也都各不相同。數值充其量只不過是顯示你的身體狀態的一項指標罷了。

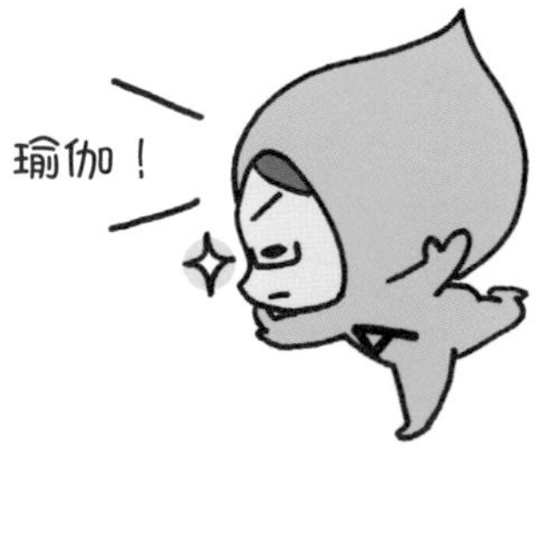

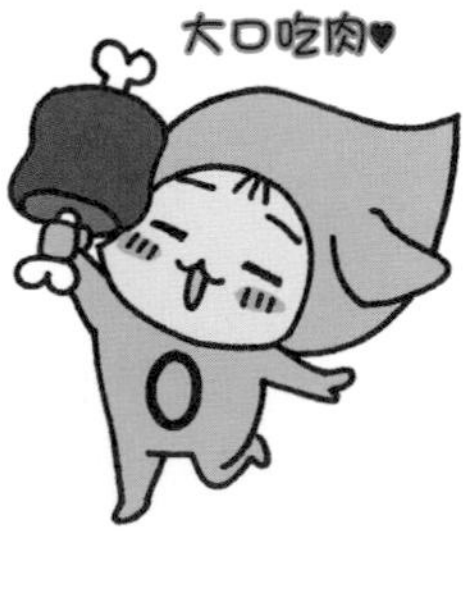

那麼，該以什麼為目標瘦身呢？

那就是**你的身體「外觀」**。

飲食生活中若是犯了一堆錯，就會造成上臂和腹部肥胖，或者瘦到皮包骨，皮肉下垂，導致體形走樣。如果不運動，只靠限制飲食瘦下來，儘管BMI屬於瘦子型，體形也和理想相去甚遠。

也就是說，要瞭解自己的身體，比起數值，「外觀」才是最好的方法。

「血型瘦身術」中，沒有「光吃某個食材就是好的」理論，相對地，也沒有絕對不能吃的食材。光是以適合自己血型的食材為主，實踐均衡「質」佳的飲食生活，身形自然就能變得緊實。然後，達到接近滿意的理想體形。

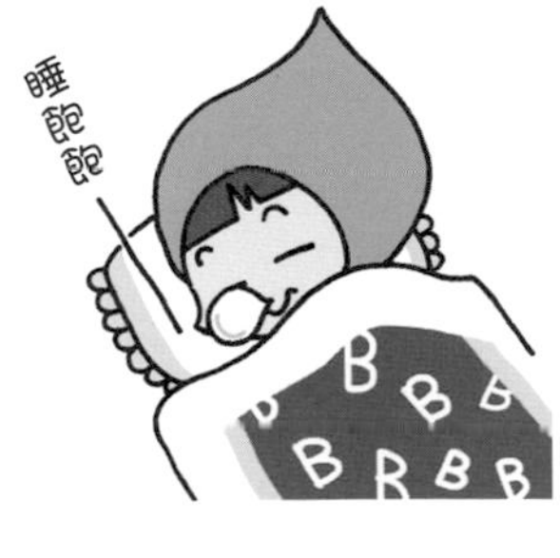

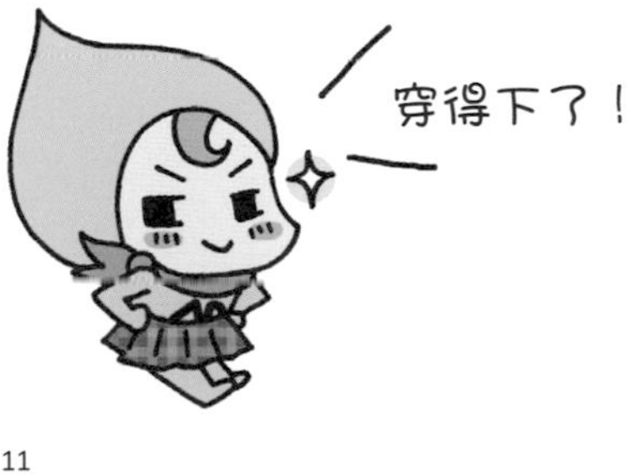

瘦身的根據在於血型的起源！

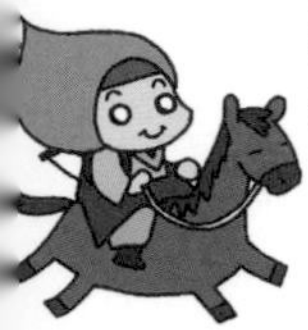

游牧民族

誕生於約 15000 年前。騎馬游牧而居，主要吃糧食的民族。

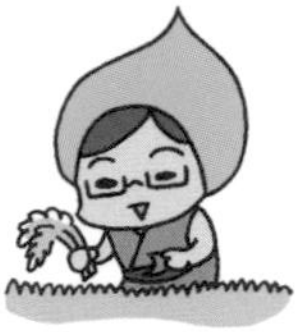

農耕民族

誕生於約 20000 年前。開始農耕，吃穀物和農產品的民族。

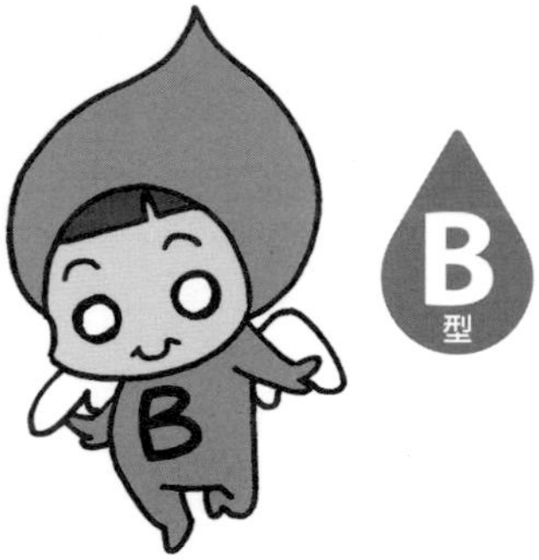

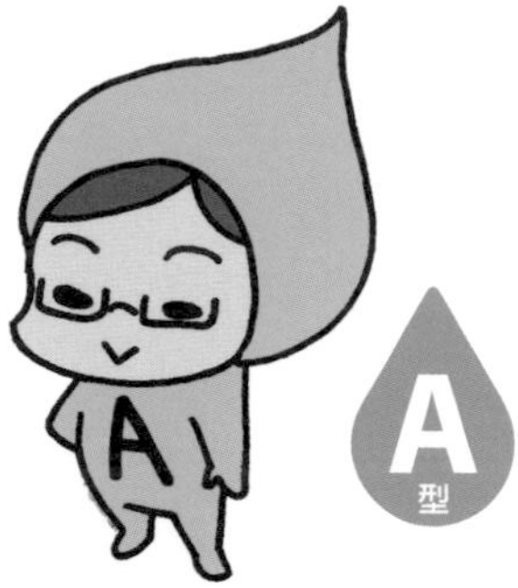

適合羊肉和乳製品的體質

繼承了游牧民族的性質，所以身體適合羊肉和牛奶、優酪等乳製品。比其他血型更易適應環境的變化，身體強壯。

適合蔬菜和米飯的體質

日本人當中，最多的血型。具有農耕民族的性質，所以適合植物性的食物。吃蔬菜比吃肉適合、吃米飯比吃小麥適合。

地球上最先誕生的是O型

人類的血型大致上可分類為A、B、O、AB。這四種血型和人類的進化息息相關。

世界上最多的血型是O型。約四萬年前，非洲大陸上出現了據說是現在人類祖先的克魯馬儂人。

他們幾乎都是O型，身為「狩獵民族」的他們吃肉維生。

西元前兩萬五千年至一萬五千年左右，從亞洲到中東的地區誕生了A型的「農耕民族」。他們對於穀物和農產品具有抵抗力，發展成具有和狩獵時代的人不同消化系統、免疫系統

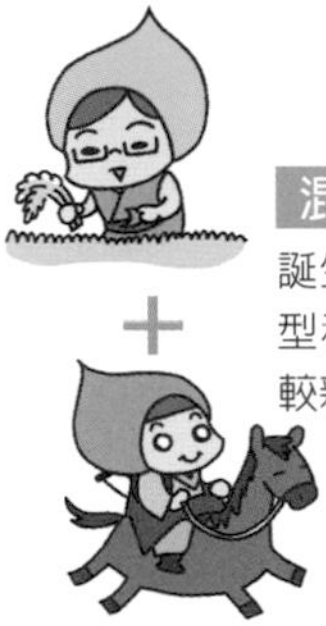

混合民族

誕生於約 1000 年前，A 型和 B 型的混血，類型較新的民族。

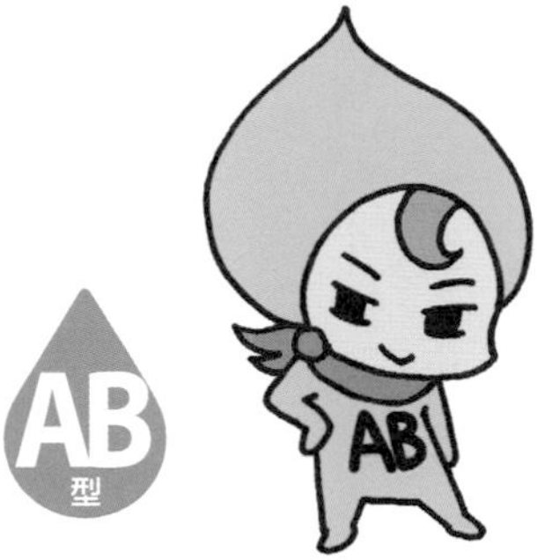

農耕＋游牧民族的體質

世界上最少、最新的血型。繼承了 A 型和 B 型雙方的性質，特徵是能夠臨機應變地因應飲食生活的變化。

狩獵民族

誕生於約 40000 年前，最早的人類。打獵維生的民族。

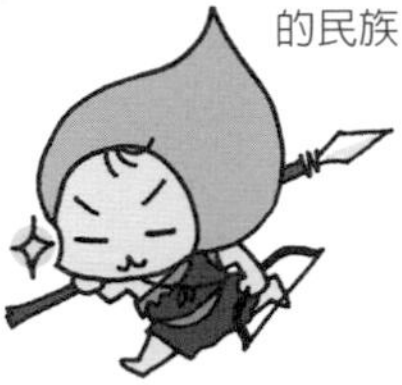

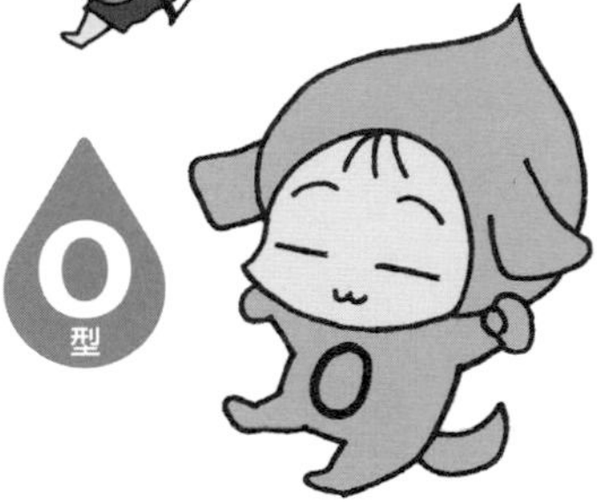

吃肉也不會胖的體質

台灣人當中，最多的血型，世界亦然。狩獵民族對於容易滋生雜菌和病毒的肉類具有抵抗力，所以 O 型吃肉也不易發胖。

的民族。

而在西元前一萬五千年至一萬年左右，在現在的巴基斯坦和印度周邊的喜瑪拉雅山岳地帶，誕生了B型的游牧民族。他們變成了從家畜的肉乾和乳製品等糧食攝取蛋白質的體質。

最後出現的是AB型。AB型在世界上非常少，不到5%，距今一千至一千二百年左右，以前並不存在，是較新的血型。AB型是經由A型和B型的混血而誕生，是「混合民族」，繼承了A型和B型雙方的特徵，可說是體質均衡的血型。

理論
2

每種血型都有適合、不適合的食物

即使吃相同的食物，也有血型也不會胖

四種血型具有各自的性質，有適合的成分和不適合的成分。如果以為「對身體好」、「能瘦下來」，**每天吃不適合自己血型的食物，等於是吃下了「毒藥」，會導致身體失衡。**

「食物過敏」是指身體對於原本無害的食物產生過度反應。人的身體一旦判斷為「異物」，經常就會引發意想不到的反應。

其實，血型不同的我們，各自的身上也會發生一樣的事。即使是相同的食材，可能對於某種血型是身體的「養分」，但對於某種血型而言則是危險的「毒藥」。而不知不覺吃下的「毒藥」，恐怕會在我們沒有察覺的期間累積在身體裡，導致攝取過量。那麼，**對於自己的血型而言，什麼東西會變成「養分」，什麼東西會變成「毒藥」呢？事先知道這一點，對於飲食生活和體重管理是非常重要的一件事。**

家人熱烈討論的瘦身術，
不見得人人有效？

世上有許多號稱「只要吃 ×× 就能瘦」的單一食物瘦身術。然而，也有人「吃了 ×× 之後反而變胖」、「吃太多而拉肚子」。那是因為食材依血型而定，會變成「養分，也會變成「毒藥」。如果持續採取不適合自己體質的單一食物瘦身術，有時候反而會對身體造成負面影響，千萬要小心。

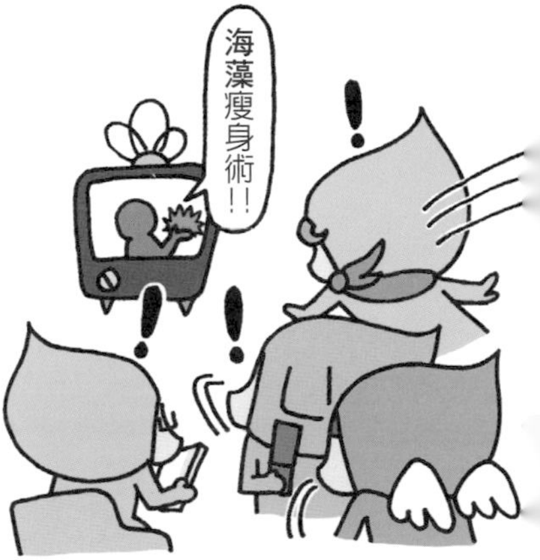

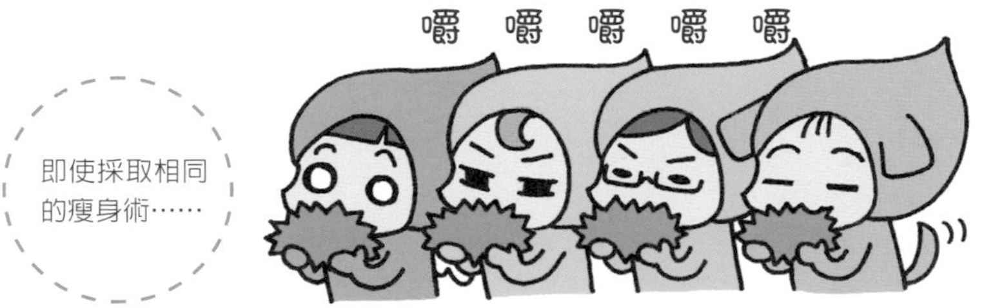

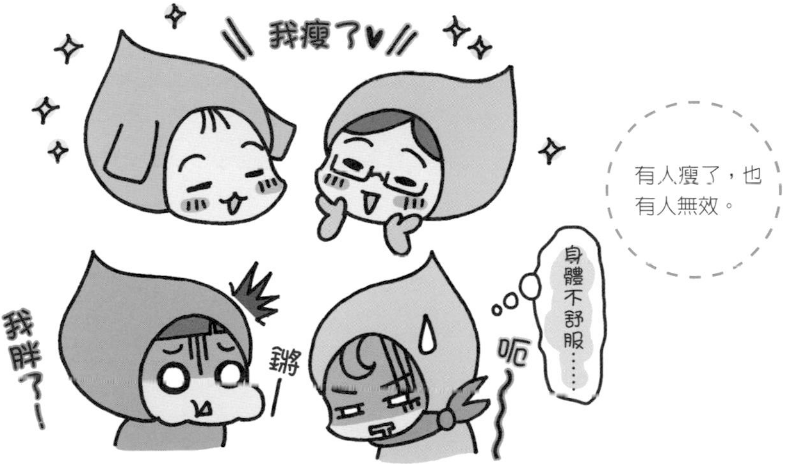

掌握關鍵的是食物中所含的「凝集素」

食材是否適合血型，取決於食物中常見的單一性蛋白質——凝集素，它決定了食材會成為「養分」，或者成為「毒藥」。

西元一八八八年，凝集素從可以作成蓖麻油等的原料——蓖麻籽中被發現。若是將萃取自蓖麻籽的成分和血液混合，凝集素就會發揮漿糊般的功能，使紅血球與紅血球凝集，導致血液凝集。進一步研究發現，**這種凝集反應會依各種血型而定，有的時候會發生，有的時候不會發生**。

大部分的食物中都含有凝集素，分成幾種。其中，若是大量攝取不適合自己的血型、會成為「毒藥」的凝集素，血液中的紅血球與紅血球就會凝集，產生凝集反應，血液會變得濃稠，因此容易囤積脂肪，引發浮腫、疲勞等身體不適的症狀。此外，如果血液中的中性脂肪、壞膽固醇等過度增加，血液循環不良，嚴重時會變成脂肪附著在血管壁的狀態，也可能變成「脂質異常症」，引發動脈硬化等。

如果攝取適合自己血型的凝集素，血液清澈的話，體內的所有細胞就會充分獲得適合自己身體的營養素。這麼一來，身體就會緊實，肌膚也會變得漂亮。

每種血型都有適合、不適合的凝集素！

不適合的凝集素會成為肥胖的元凶

舉例來說，香蕉的凝集素適合 B 型的體質，但不適合 A 型和 AB 型；雞肉的凝集素適合 A 型，但不適合 B 型；咖啡的凝集素適合 A 型、AB 型，但不適合 O 型。含有適合凝集素的食材會提高身體的代謝率，所以不易發胖，而含有不適合凝集素的食材會妨礙身體的機能，成為肥胖的原因。

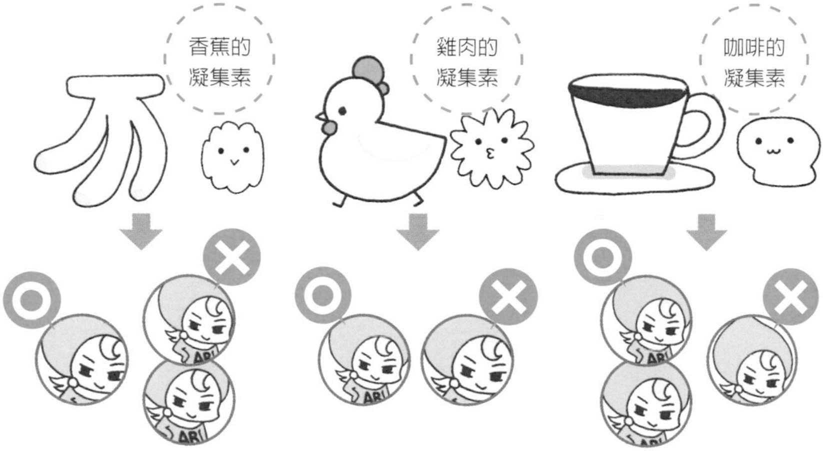

體質不適合的食物約占整體飲食量的 2 ～ 3 成

基本上，平常即使攝取不適合體質的食物，比例適當就不會有問題。舉例來說，如果平常吃 5 成「適合體質的食物」，就多吃 1 到 2 成，而如果平常吃 5 成「不適合體質的食物」，就少吃 1 到 2 成。一週內攝取「適合體質的食物」和「不適合體質的食物」的比例，請以 7 比 3 或 8 比 2 為準。

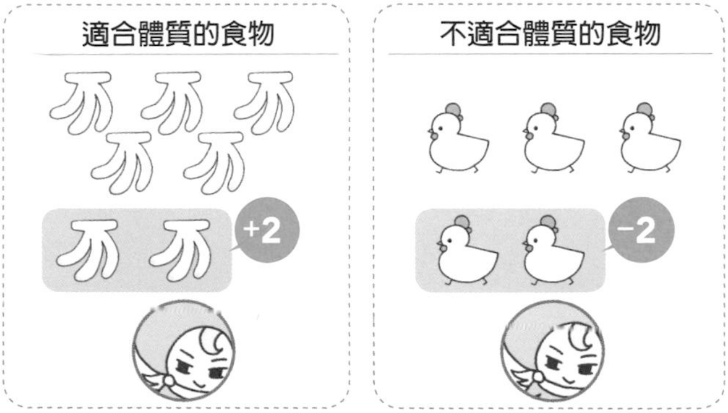

詳見 P28

理論 3

你做的運動，其實並不適合你？

若能持續符合體質的飲食生活，血液的質自然就會提高，因此血流漸漸變得順暢，體內的細胞活化，排出多餘的脂肪。如果再加上運動，瘦身效果就會加倍。

世上充斥著許多被視為對瘦身有效的「○○運動」。儘管電視上強力宣傳某藝人是因此瘦下來的，那種方法也不見得對所有人都有效。為了塑造比例均衡、漂亮又健康的身體，**在選擇適合體質的食物同時，加上適合自己血型的運動也很重要**。

畢竟，運動也會依血型的性質而定，有適合和不適合的運動。A型適合舒適的運動、B型適合有益身心的運動、O型適合艱辛的訓練、AB型適合能夠放鬆的有氧運動，做對運動才會特別有效。除了飲食之外，敬請實踐適合自己血型的運動。

瞭解血型的「性質」，才能有效率地瘦下來

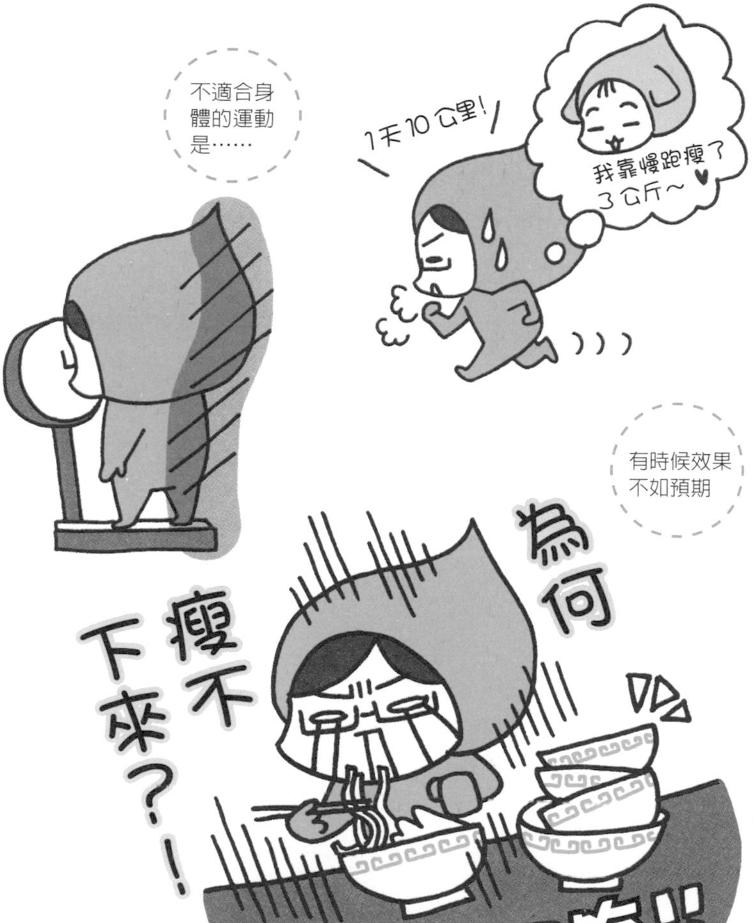
不適合身
體的運動
是……
……咦？
1天10公里！
我靠慢跑瘦了
3公斤～
有時候效果
不如預期
為何瘦不下來？！
狂——吃!!

詳見 P72

運動效果也會依血型而有所不同

舉例來說，A型的人即使每天早上做慢跑幾公里的劇烈訓練，往往也不見成效。因為「農耕民族」的A型腸胃敏感，身體容易累積壓力，而且個性認真，有過度努力的趨勢，所以艱辛的運動反而會對身體造成負擔。同樣地，其他血型也有適合與不適合的運動。

「血型瘦身術」的優點

1. **有許多食材可以吃，所以不會感覺痛苦！**

如果完全不能吃喜歡的食物，持續再久也只會感到痛苦，瘦身就無法持久。「血型瘦身術」中，沒有絕對不能吃的食物。能夠吃各種食物，享受吃的樂趣，所以不會感覺痛苦，能夠持之以恆。

2. **不僅體重下降，還能塑造理想的體形！**

如果採取只是減少飲食量的瘦身術，即使體重下降，也不見得能夠形成比例均衡的美麗身體線條。若是採取從體內促進代謝的「血型瘦身術」，身體線條也會變得緊實，接近理想的體形。

3. **飲食均衡，能使身心健康！**

即使吃了一點對身體不好的食物，接下來幾天的飲食以對身體有益的食物為主即可！透過均衡地改善每天的飲食內容，自然會變得心情愉悅，身心越來越健康。

4. **不必勉強自己就能瘦下來，所以不會復胖！**

不必想吃什麼卻強迫自己克制，所以不會產生壓力，能夠在不勉強自己的情況下變瘦。不同於只是減少攝取熱量的瘦身術，不會因為補償心理而吃太多，所以不用擔心會復胖。

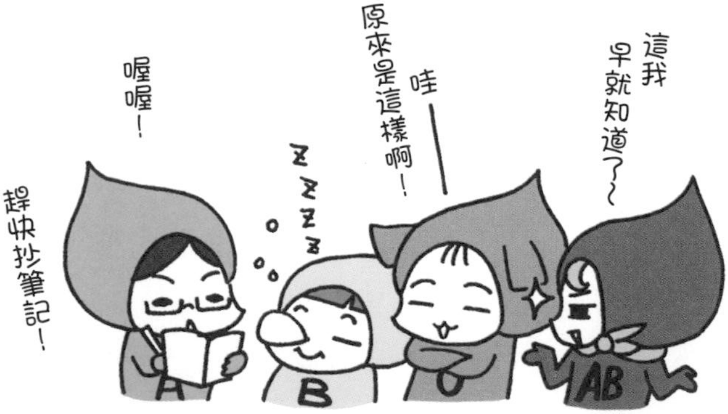

這我早就知道了~
哇——
原來是這樣啊！
ZZZ
喔喔！
趕快抄筆記！
A
B
AB

2

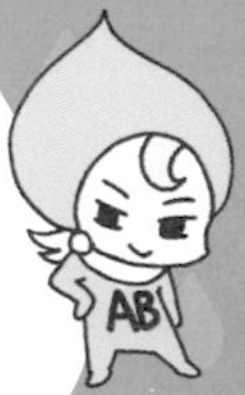

AB 型小將的基本知識

A、B、O、AB 型擁有不同的祖先，基本的體質和個性也不一樣。為了更有效率地瘦身，首先要掌握自己的身體和心理的特徵。

check!!

概略分析AB型小將

AB 型混合了屬於農耕民族的 A 型和屬於游牧民族的 B 型，
性格上和體質上具有雙方的特徵。
瘦身成功的重點就是「多吃蔬菜和乳製品」。

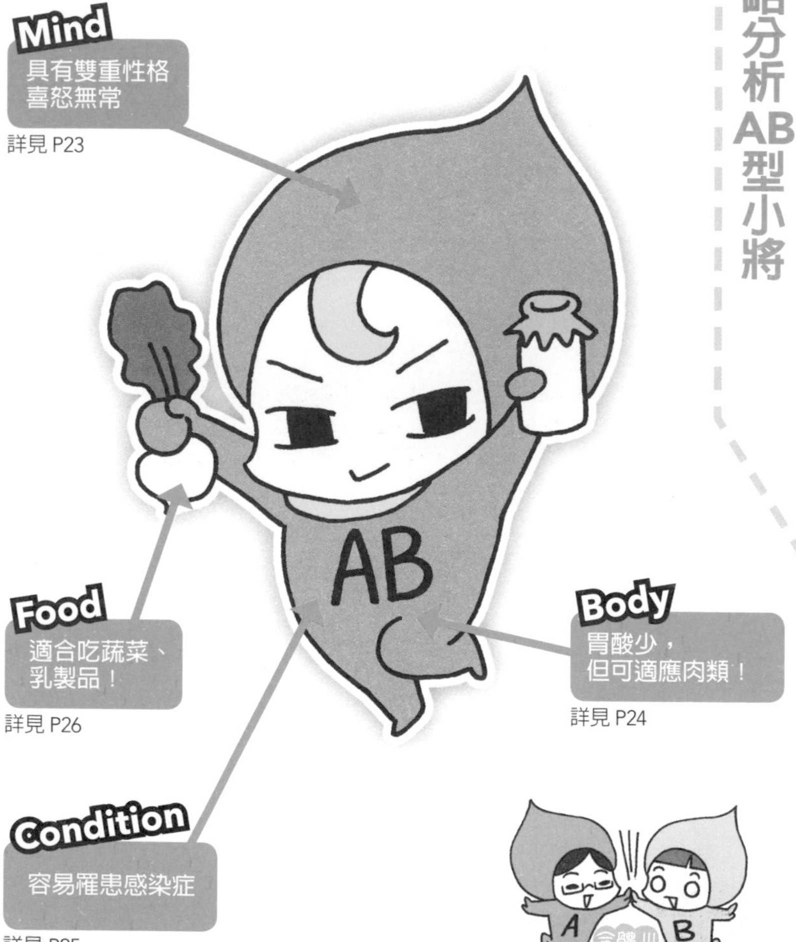
Mind
具有雙重性格
喜怒無常
詳見 P23
AB
Food
適合吃蔬菜、
乳製品！
詳見 P26
Body
胃酸少，
但可適應肉類！
詳見 P24
Condition
容易罹患感染症
詳見 P25

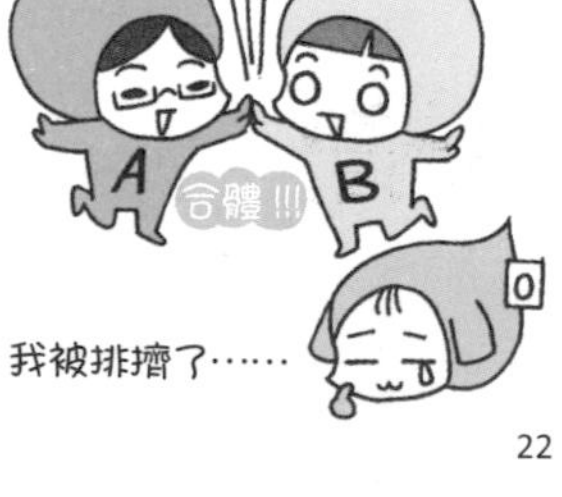
A
B
合體!!!
O
我被排擠了……

Q：AB 型小將是什麼樣的性格？
A：理性但喜怒無常。

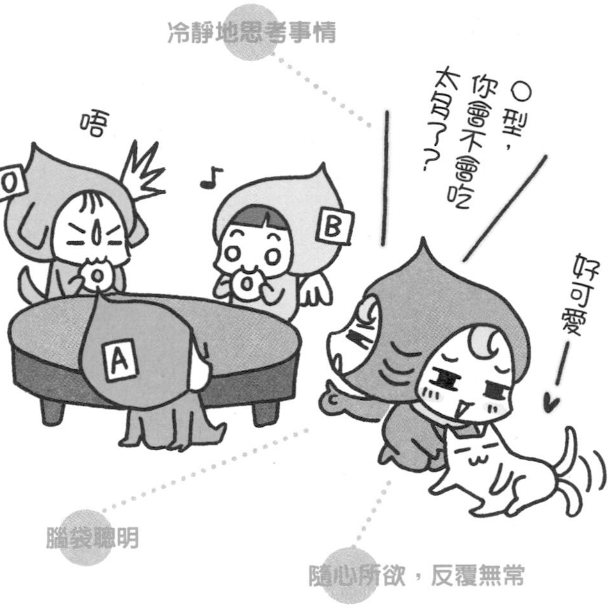
冷靜地思考事情
唔
O
B
A
O型，你會不會吃太多了～？
好可愛
腦袋聰明
隨心所欲，反覆無常

冷靜且反覆無常，具有雙面性格

AB型是經由屬於農耕民族的A型和屬於游牧民族的B型混合而出現，所以性格上具有雙方的特徵，AB型和A型一樣冷靜而理性的同時，又像B型一樣反覆無常。此外，AB型同時兼具了A型內向的性格，以及B型隨心所欲的外向性格。

因為性格如此複雜，所以AB型難以被其他人瞭解，對於人際關係往往較為消極，但是直覺敏銳，腦袋非常聰明。

體特徵、身體狀態以及心性。檢查覺得對的項目！

Q：AB型小將的身體特徵是？

A：A型＋B型的複合型。

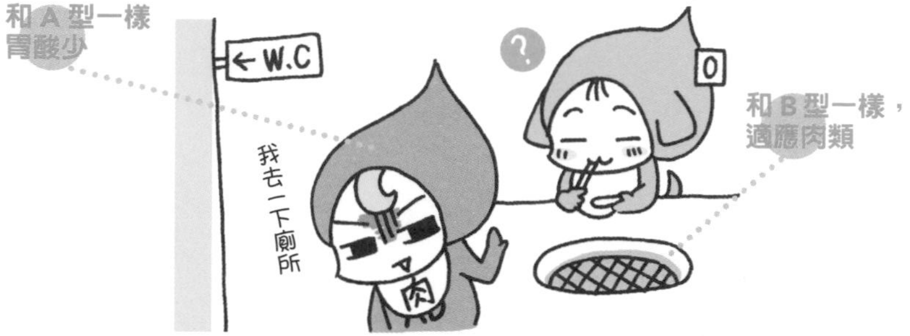
和A型一樣
胃酸少
← W.C
我去一下廁所
O
肉
和B型一樣，
適應肉類

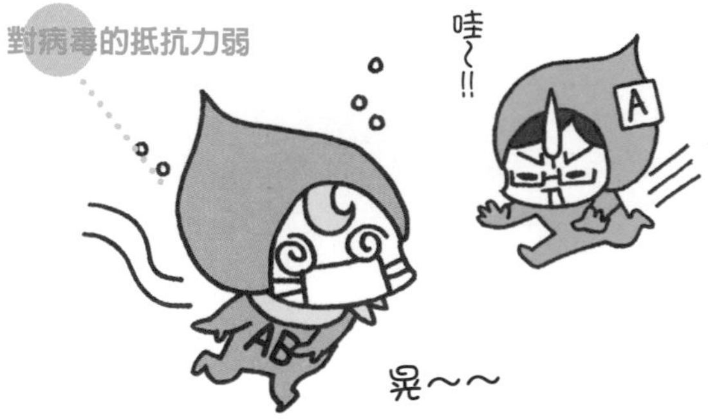
對病毒的抵抗力弱
哇～!!
A
AB
晃～～

A型＋B型的混合民族，適應飲食生活的變化

AB型繼承了屬於農耕民族的A型和屬於游牧民族的B型雙方的特質。因此，AB型能夠臨機應變地因應飲食生活的變化。

同時，AB型在生物學上也具有非常複雜的要素。舉例來說，AB型從A型繼承了胃酸少的體質，而從B型繼承了適應肉類的體質。然而，因為擁有B型的因子，所以照理說多是吃肉也沒關係的體質，但是受到A型胃酸少的影響，而無法有效率地代謝肉類。瘦身時必須特別注意。

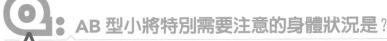

Q：AB 型小將特別需要注意的身體狀況是？

A：消化系統較差。和 A 型一樣，要注意心臟病和癌症！

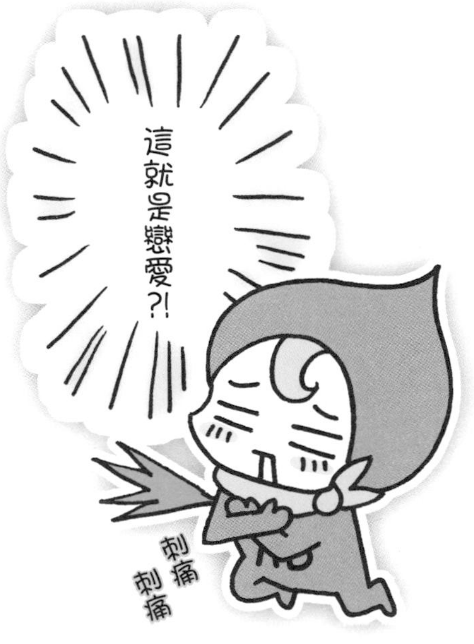

容易罹患這種疾病！

- 胃癌
- 心臟病
- 膽結石
- 黃疸
- 腦血栓

大量攝取蔬菜 能夠有效預防感染症

AB型繼承了A、B型的體質，關於疾病，擁有比較接近A型的體質。容易罹患病毒等所引發的感染症、心臟病、癌症等，請特別注意。攝取蔬菜能夠有效預防這些疾病，蔬菜所含的植物性化學成分，也具有預防癌症和心臟病的效果。同時，減少攝取過多動物性蛋白質，也能降低致病率。

此外，因為胃酸少，所以酸性的食品會造成胃的負擔。一般而言，AB型的肝膽較差，所以要注意堅果類。

Q：AB 型小將的飲食特徵是？

A：蔬菜和魚會帶來健康。

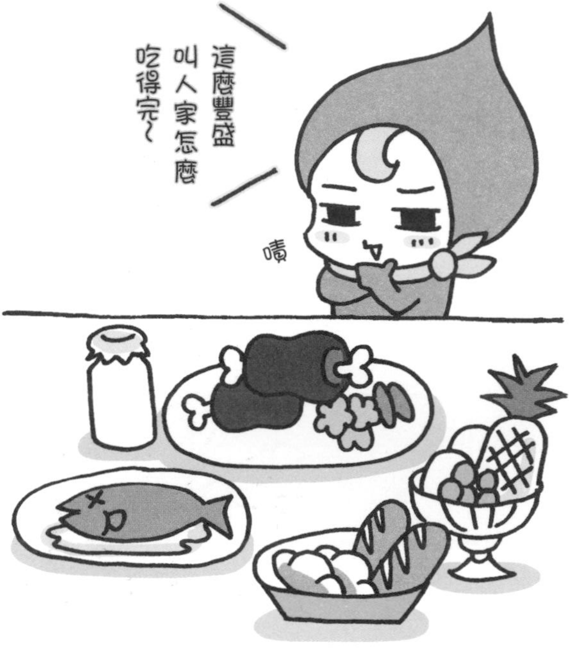

這麼豐盛叫人家怎麼吃得完~
嘖

注意別吃太多肉，一定要搭配蔬菜

AB型和A型一樣，蔬菜和魚會帶來健康。蔬菜對於容易罹患感染症的AB型而言，是預防疾病的重要食材。此外，對於AB型而言，優質的魚油會發揮潤滑油般的機能，促進身體代謝。請盡量多攝取蔬菜和魚。

除此之外，和B型一樣，乳製品適合AB型的體質。建議AB型採取將蜂蜜淋在低脂優格上的吃法。

基本知識 2

AB型小將的飲食指南

「血型瘦身術」的重點在於入口的食物。在合理的範圍內，選擇不易發胖的食材，是邁向成功的第一步。

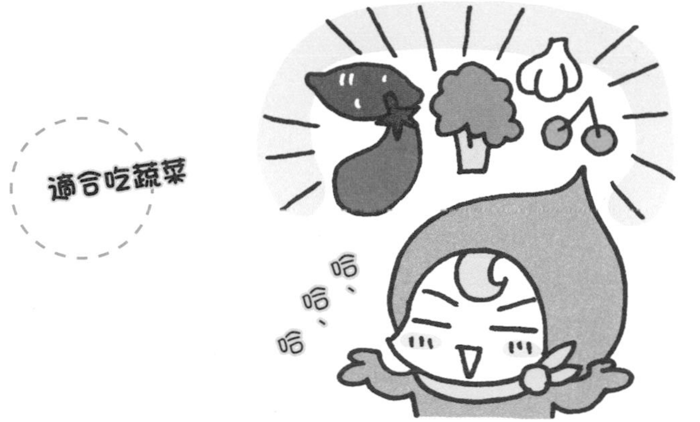
適合吃蔬菜
哈、哈、哈

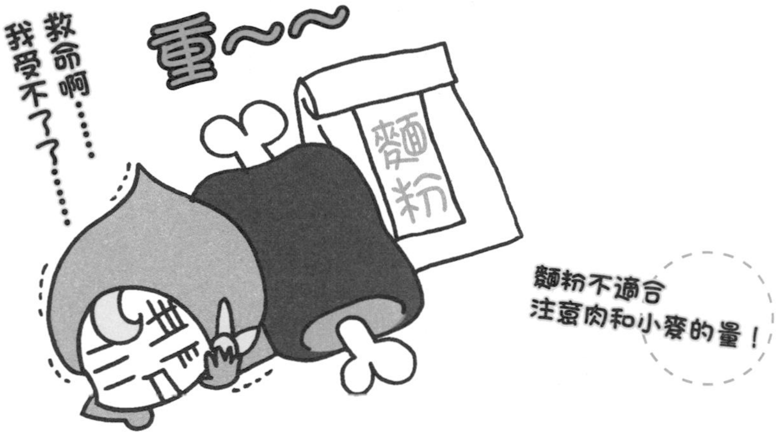
重~~
救命啊……
我受不了了……
麵粉
麵粉不適合
注意肉和小麥的量！

麵粉也是造成肥胖的元凶 要注意麵包和麵類

另一方面，AB型吃太多肉會胖。儘管AB型和B型一樣適應肉類，但是因為和A型一樣胃酸少，所以若吃太多，就會無法消化而變成脂肪。為了避免發胖，最好和蔬菜、豆腐一起食用少量的肉。

此外，麵粉會使AB型的肌肉變得過酸，產生降低代謝率的作用。因此，瘦身時盡量別吃麵包、麵類、蛋糕等才是明智之舉。如果要吃麵包，要選擇糙米麵包、發芽糙米麵包，而不是吐司。

基本知識 3

適合與不適合的食材

易發胖、不易發胖的食材會依血型而有所不同。如果注意選擇適合身體的食材，就能提高瘦身效果！

Bad! AB型小將「易發胖」的蔬菜

特別注意

玉米

含有有害的凝集素，會妨礙胰島素的分泌。

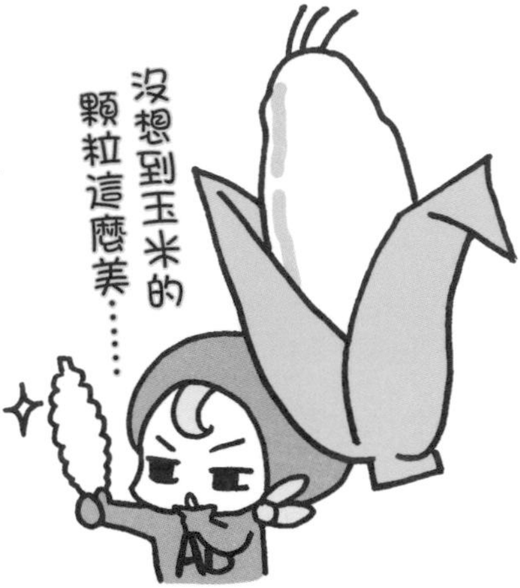
沒想到玉米的顆粒這麼美……
AB

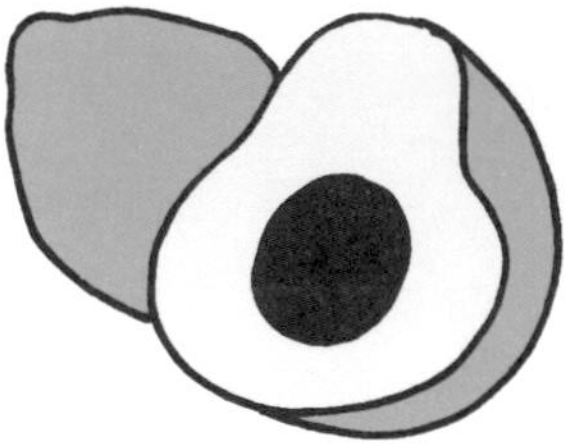

特別注意

酪梨

營養價值高，但是含有不適合AB型的凝集素，所以注意不要吃太多。

注意別吃太多不適合體質的蔬菜

對於AB型而言，蔬菜會對身體帶來正面影響，可說是每天的飲食生活不可或缺的食材，但是其中有幾種不適合體質的蔬菜。其代表性的蔬菜是玉米。玉米對於AB型而言，是易發胖的食材，所以必須千萬注意別吃太多。

以玉米為原料的食品也一樣，對於AB型而言，有可能成為肥胖的元凶。

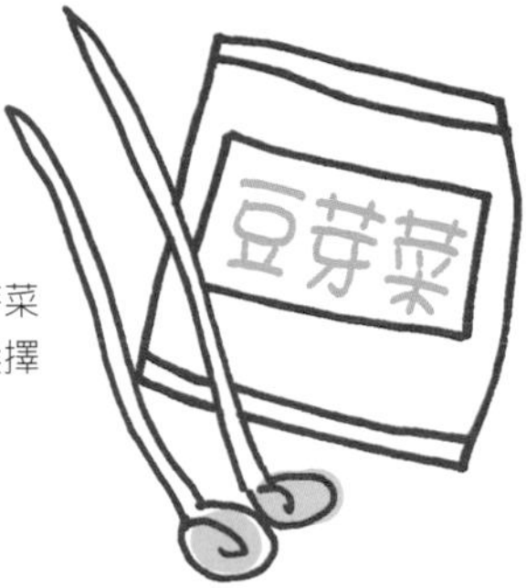

➡ 綠豆豆芽菜

豆芽菜當中，綠豆豆芽菜特別不適合。要盡量選擇一般的豆芽菜。

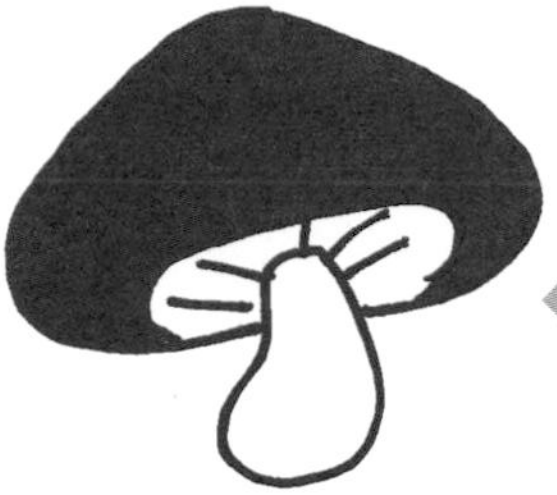

⬅ 香菇

菇類當中，
特別容易引發過敏。

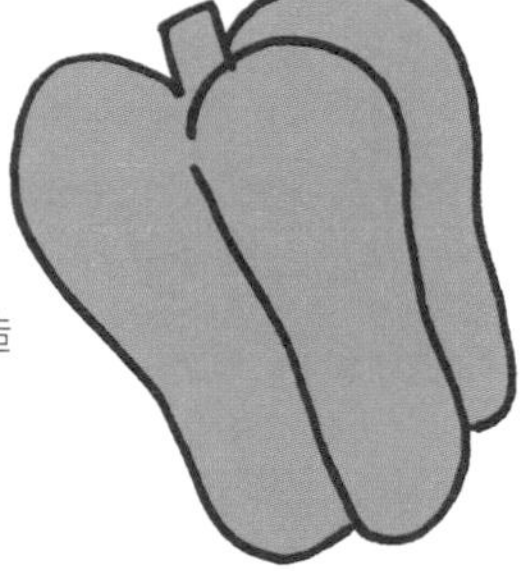

➡ 青椒

含有會對 AB 型的身體造成負面影響的凝集素。

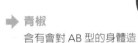

⬇ 豆苗

營養滿分的代表性芽菜，
但是不適合 AB 型。

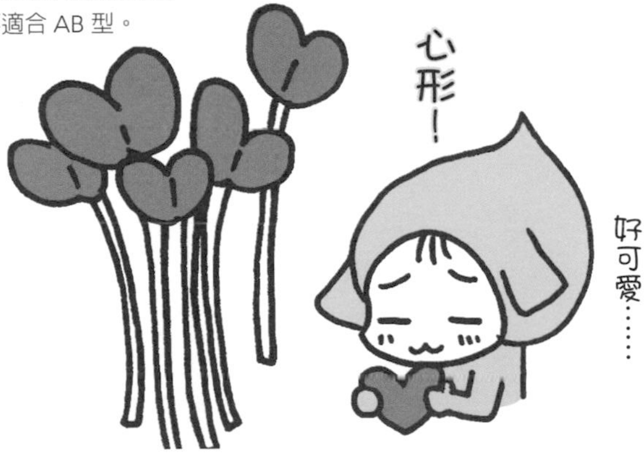

Good!

AB型小將

「不易發胖」的蔬菜

特別注意

青花菜

黃綠色蔬菜當中，特別能夠提高 O 型代謝率的蔬菜。

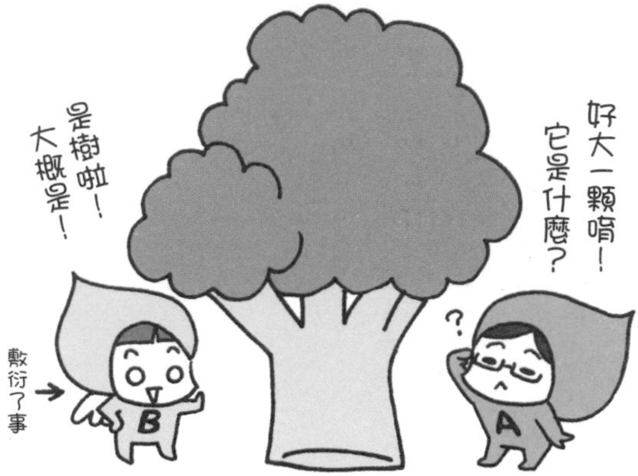
好大一顆唷！
它是什麼？
是樹啦！
大概是！
敷衍了事

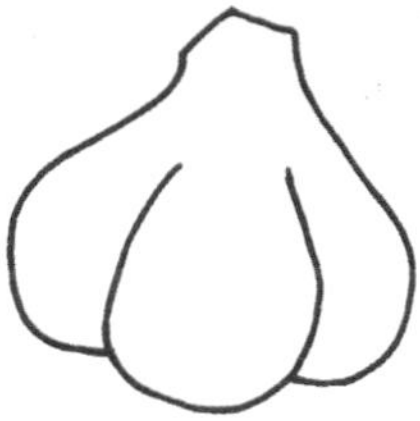

大蒜

天然的抗生素，對於消除疲勞很有幫助。

為了預防疾病，飲食生活中不可缺少蔬菜

蔬菜是重要的植物性化學成分的來源。植物性化學成分是食品所含的營養劑，具有預防癌症和心臟病的效果。AB型的免疫系統弱，容易罹患感染症，所以要記得每天三餐食用。

此外，請廣泛攝取多種蔬菜。如此才能促進身體代謝，不斷地將脂肪和老廢物質排出體外，從細胞淨化身體。吃肉類的時候，盡量和蔬菜一起攝取。特別建議的是具有高度抗氧化作用的青花菜。

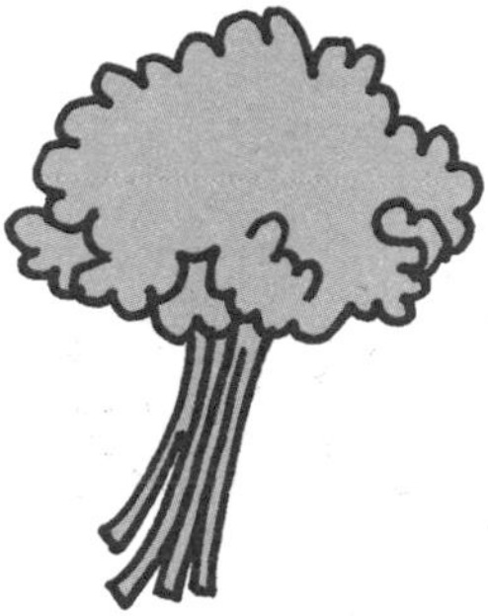

洋香菜

有助於消化肉和油等。

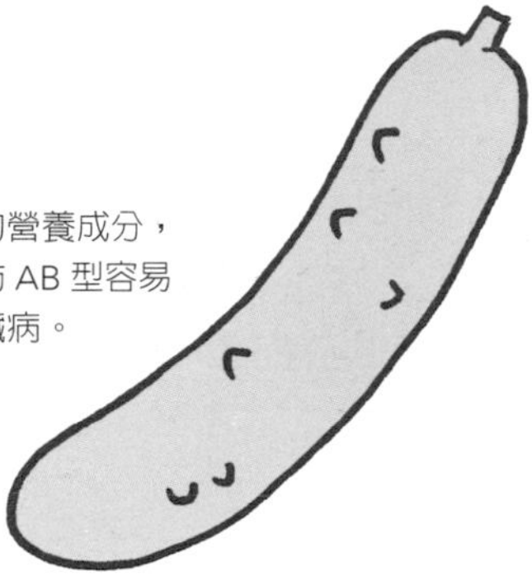

小黃瓜

具有天然的營養成分，
有助於預防 AB 型容易
發作的心臟病。

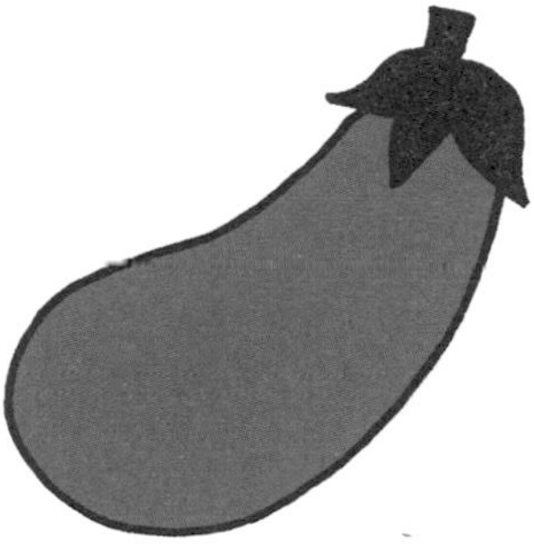

茄子

一般認為性寒的茄子，
也適合 AB 型的體質。

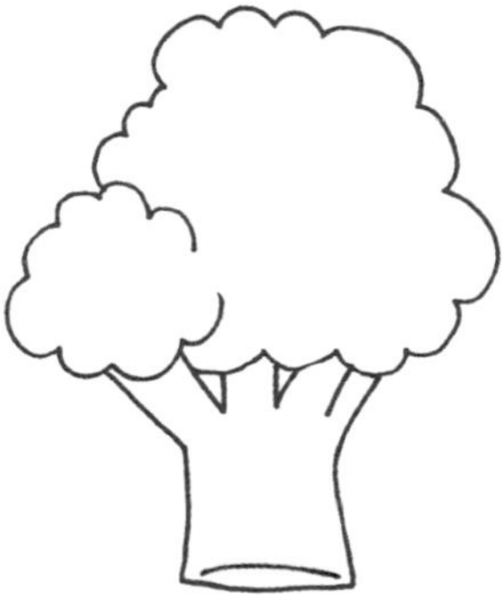

花椰菜

富含抗氧化成分和膳食纖
維，會提高 AB 型的免疫
力，是不易發胖的食材。

Bad!

AB 型小將

「易發胖」的魚類／肉類

培根／火腿

肉類加工食品含有許多化學添加物，所以要盡量避免。

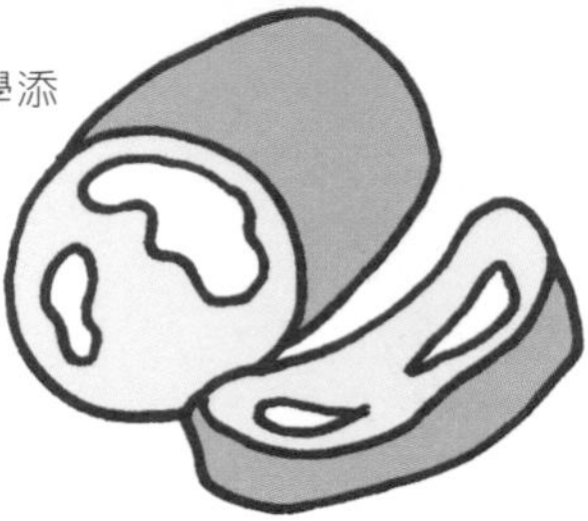

牛肉

吃牛肉的時候，建議吃脂肪少的瘦肉。

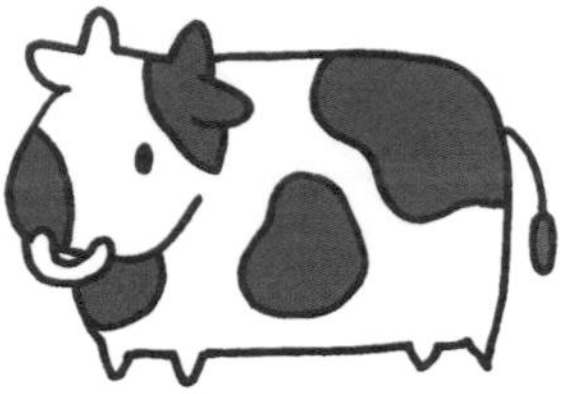

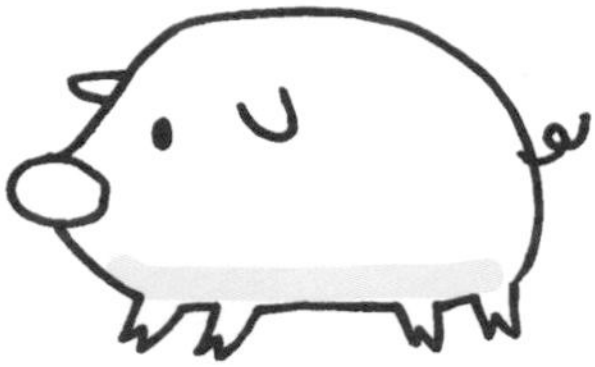

雞肉

所含的凝集素會妨礙 AB 型的胃機能，對身體造成負面影響。

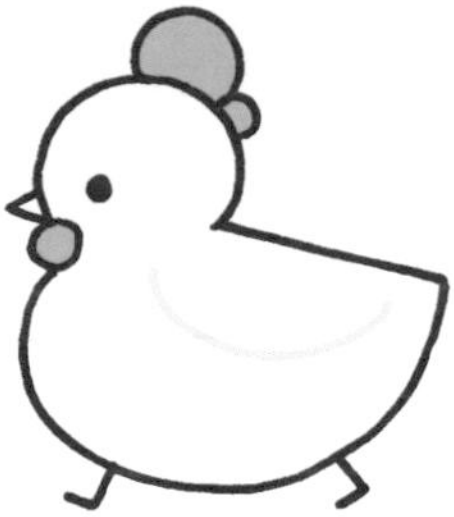

豬肉

AB 型沒有足夠的酵素和胃酸來消化豬肉。最好盡量避免。

雞肉不利於消化系統，螃蟹和鰻魚也不適合

肉類當中，特別不適合AB型體質的是雞肉。雞肉會使AB型的胃機能變差，並對消化系統造成負面影響。消化系統是相當於塑造身體的根基部分，所以肉類當中，雞肉最好特別節制。

此外，海鮮當中，鰤魚和鱸魚不適合AB型。燻鮭魚也是最好避免的食材。再者，螃蟹、蝦子等甲殼類、蛤蜊和牡蠣等貝類也含有不適合AB型的凝集素。另外，一般人印象中滋補強身的鰻魚，也不太適合AB型。

特別注意

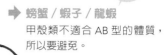

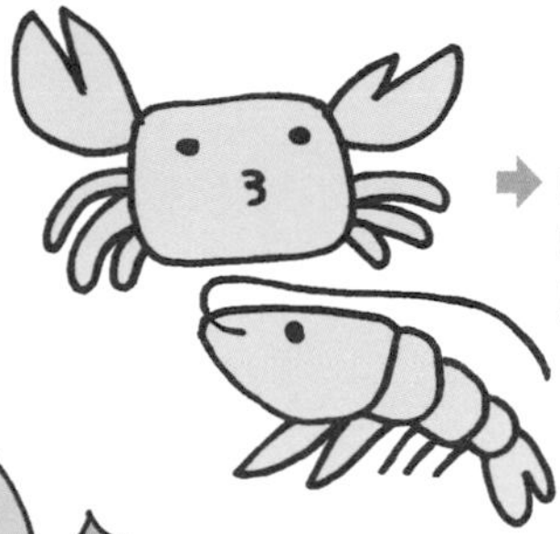

➡ **螃蟹／蝦子／龍蝦**

甲殼類不適合 AB 型的體質，所以要避免。

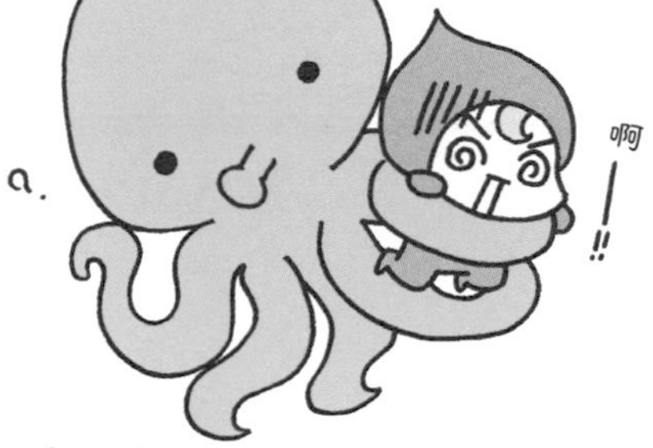

⬇ **鰻魚**

營養價值高，但不太適合 AB 型，請節制。

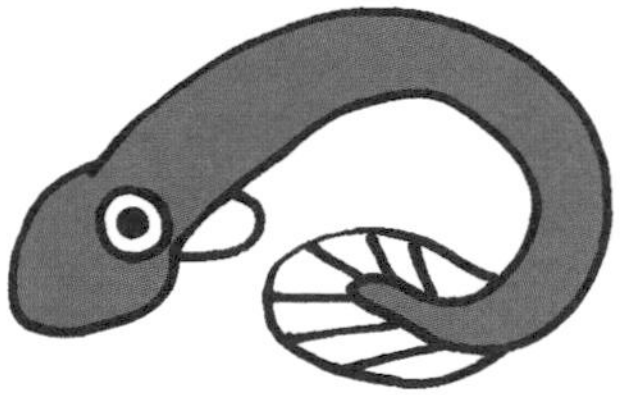

⬆ **章魚**

含有有害 AB 型的凝集素和多胺，所以要注意。

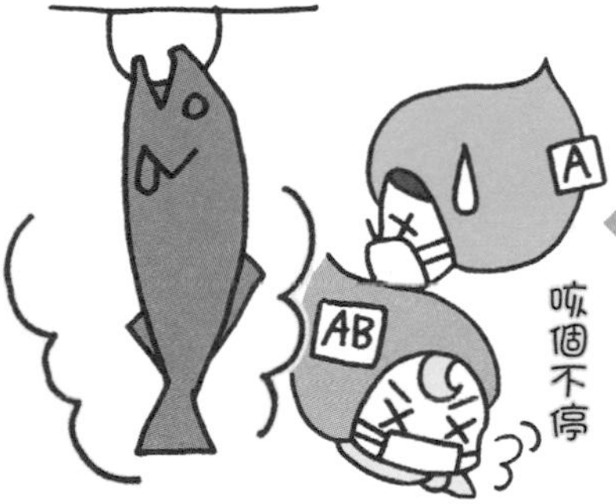

⬅ **燻鮭魚**

經過燻製，會產生生鮭魚所沒有的凝集素。

⬇ **鱸魚**

鱸魚的口感清爽，但不是適合 AB 型的食材。

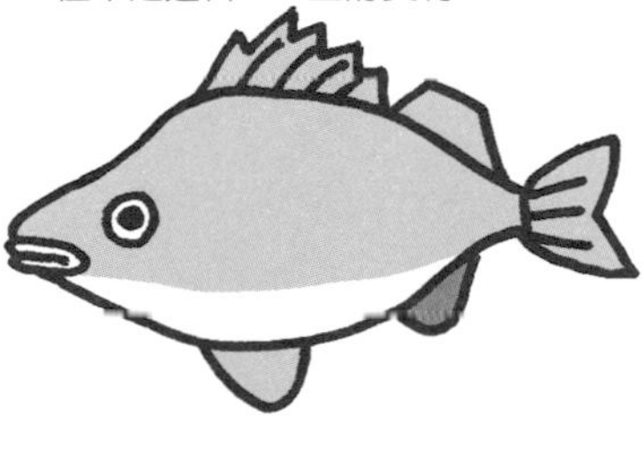

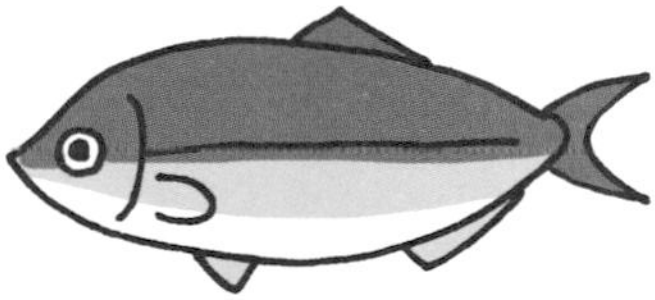

⬆ **鰤魚**

富含 DHA 和 EPA，但是含有不適合 AB 型的凝集素。

Good! AB 型小將「不易發胖」的魚類／肉類

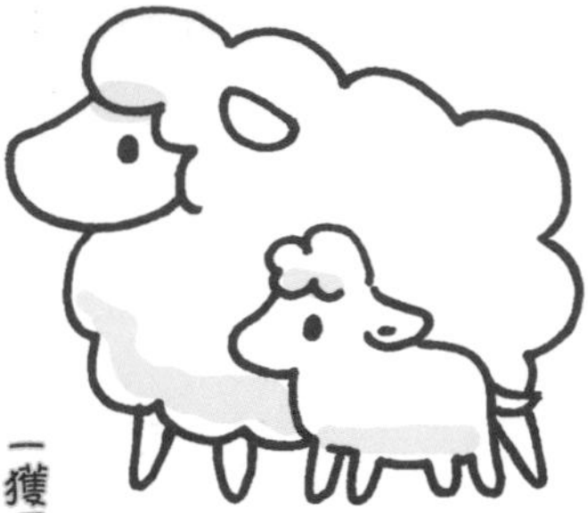

羊肉／羔羊肉

羊肉適合 AB 型的體質。
也建議吃蒙古烤肉。

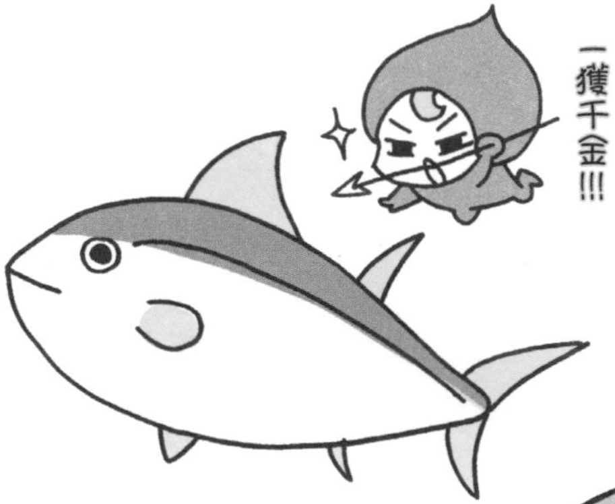

鮪魚

海鮮是 AB 型的珍貴蛋白質來源，會使 NK（自然殺手）細胞活化。

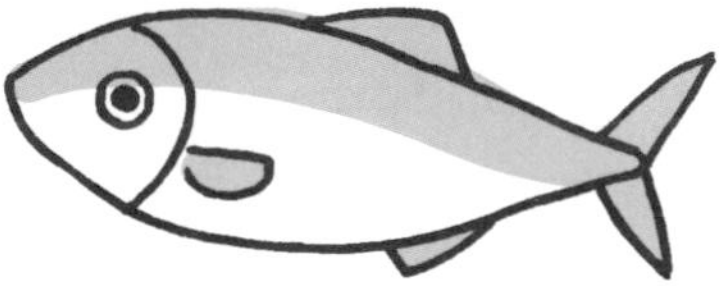

鯖魚

富含有助於大腦和神經發育的 DHA 和 EPA。含有適合 AB 型的凝集素。

限制吃肉的量，大量吃魚

AB型吃太多肉恐怕會變胖，所以請記得和蔬菜、豆腐一起食用少量的肉。若要提高瘦身效果，最好某種程度地限制吃肉的量。

相對地，魚可以盡量吃。魚油具有提高AB型身體代謝率的作用，所以對於瘦身有效。如果要吃生魚片，最好吃鮪魚、沙丁魚等，而鯖魚最好加鹽烤過再吃。此外，鱈魚和鱒魚要煮成火鍋，而金眼鯛則建議乾燒來吃。

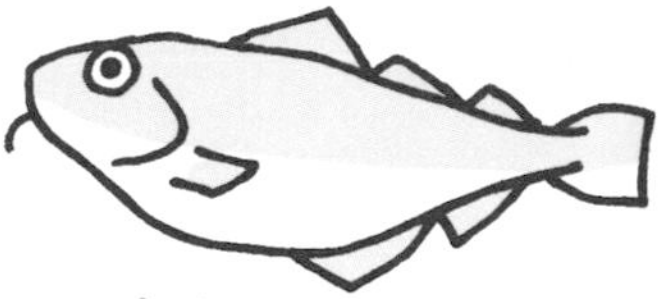

鱈魚

含有 DHA 和 EPA 等有益身體的魚油。也建議放進火鍋煮。

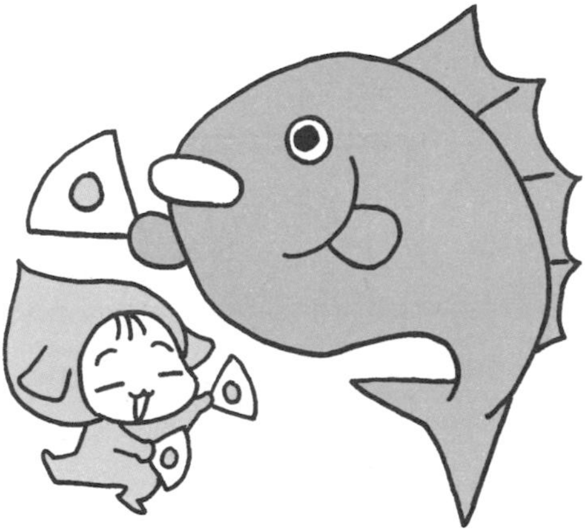

鯛魚

營養豐富，低脂肪、高蛋白質的健康食材。會形成結實的肌肉。

鱒魚

鱒魚的脂質比白肉魚多，富含維生素 A。對眼睛和肌膚特別好。

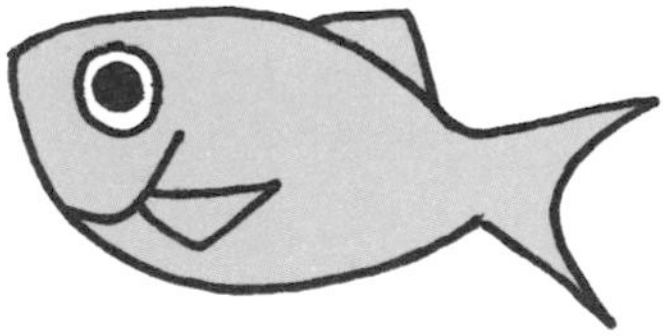

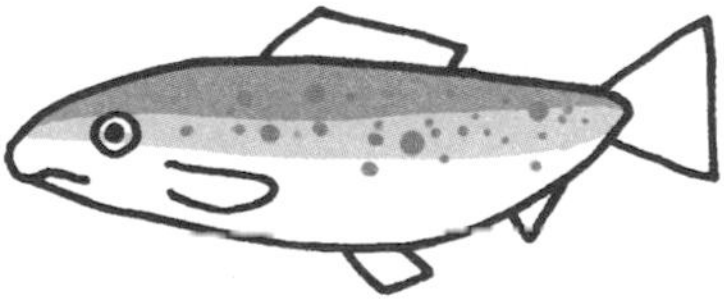

金眼鯛

富含有效預防高血壓的鉀、蛋白質、礦物質。

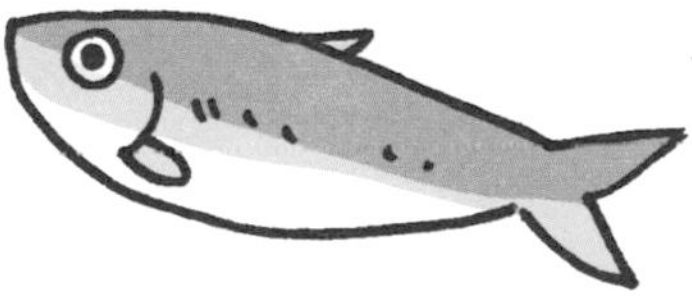

沙丁魚

含有大量骨骼成長所不可或缺的鈣質和維生素 D。

鱘魚

高級食材魚子醬的父母。營養價值高，有助於防止動脈硬化。

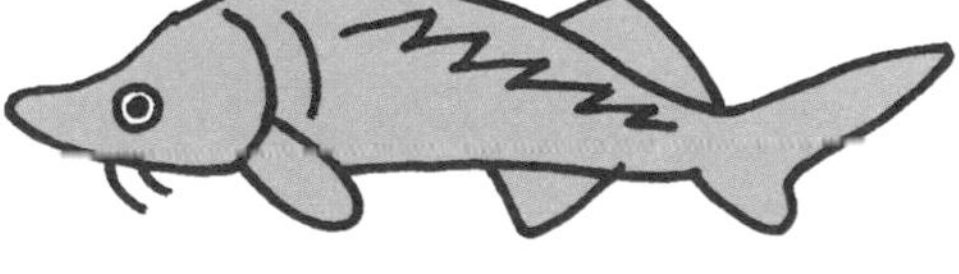

Bad!

AB 型小將「易發胖」的穀類

特別注意

蕎麥麵

蕎麥麵難消化，AB 型往往一吃就變胖。

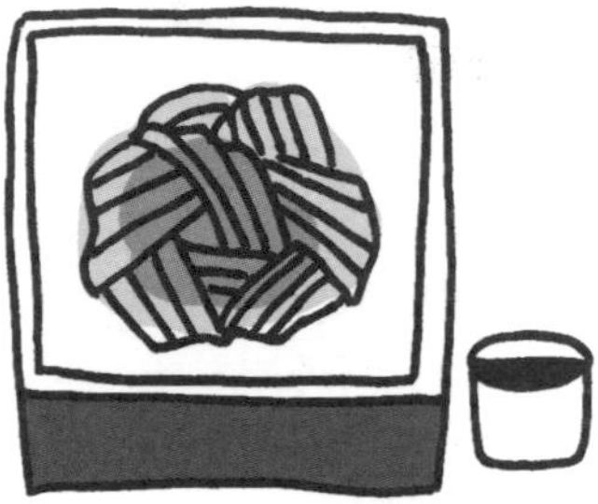

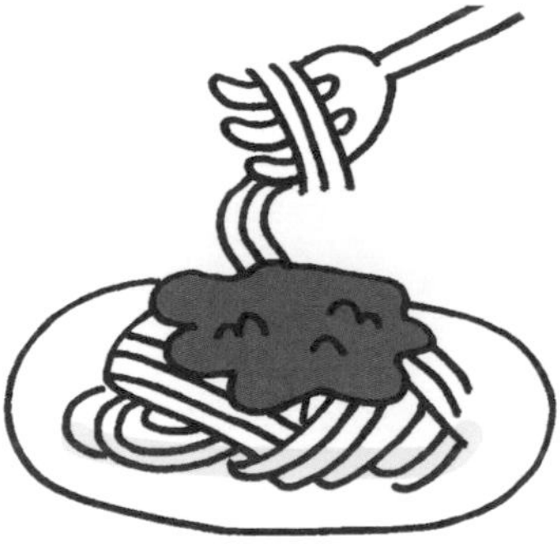

義大利麵

麵粉摻水的麥麩是瘦身的敵人。

麵包

注意不要吃太多使用麥麩製成的麵包。

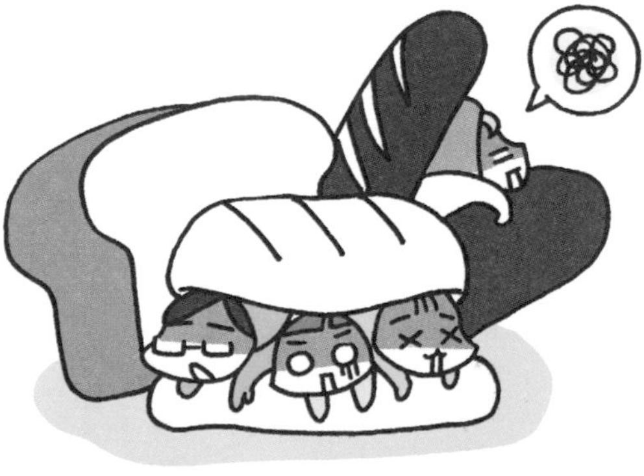

Good! AB型小將「不易發胖」的穀類

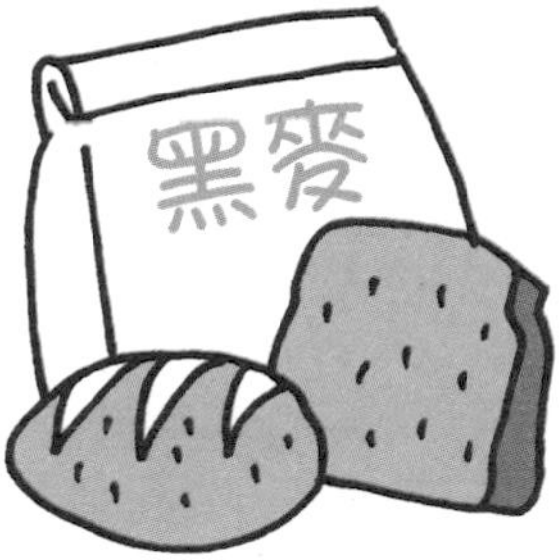

黑麥

穀類當中，黑麥麵包特別適合 AB 型的體質。

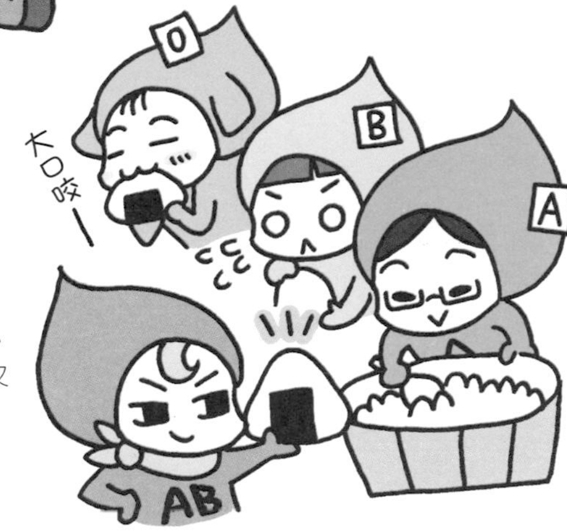

白飯

白飯是瘦身的強力盟友。若是適度攝取，吃得飽又不會胖。

麵粉的量要節制，要吃白飯和糙米飯

基本上，穀類、麵粉適合AB型的體質，但小麥穀粒產生的酸對AB型太強，肌肉會變得過酸，代謝率會相應下降。若要提高瘦身效果，就必須限制麵粉的量。

舉例來說，AB型在吃麵包的時候，最好選擇糙米麵包或發芽糙米麵包。除此之外，建議多吃白飯和糙米等適合體質的穀類。不過，AB型往往一吃蕎麥麵就會變胖，所以請注意不要自認健康而吃太多。

Bad！ AB型小將
「易發胖」的水果

柳橙／橘子

不適合胃酸少的 AB 型。也最好避免 100%的純果汁。

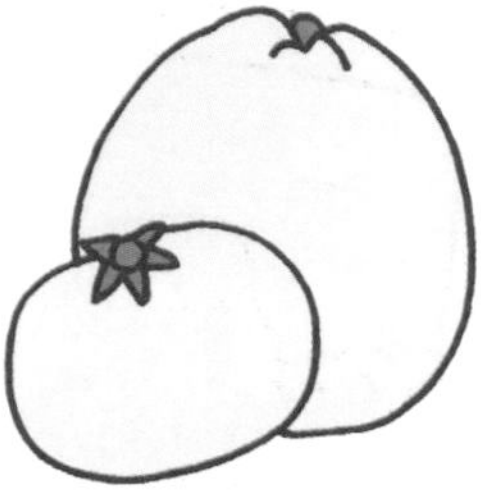

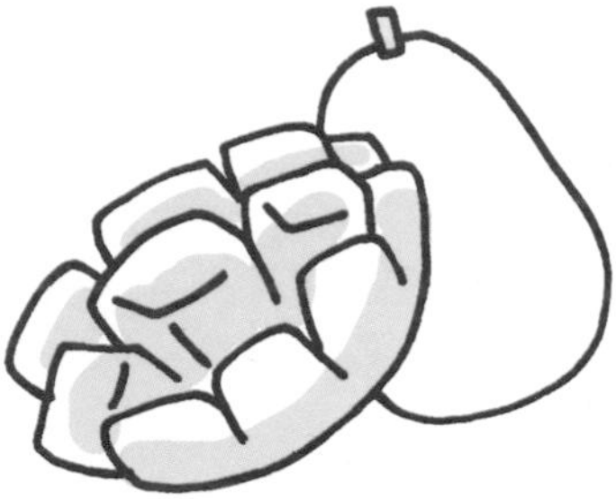

芒果

具有強烈的酵素，所以是不適合 AB 型體質的水果。

香蕉

一般認為有助於瘦身，但是不適合 AB 型，反而會造成反效果。

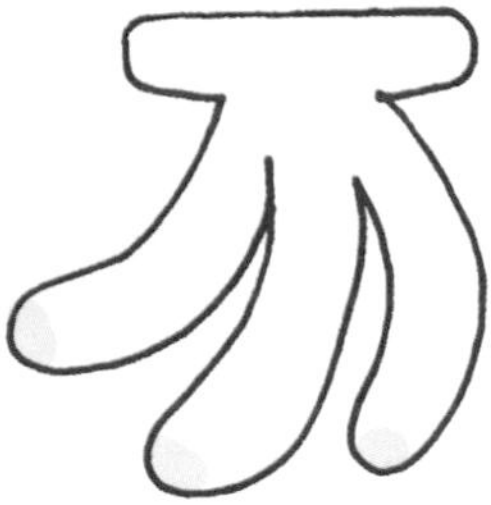

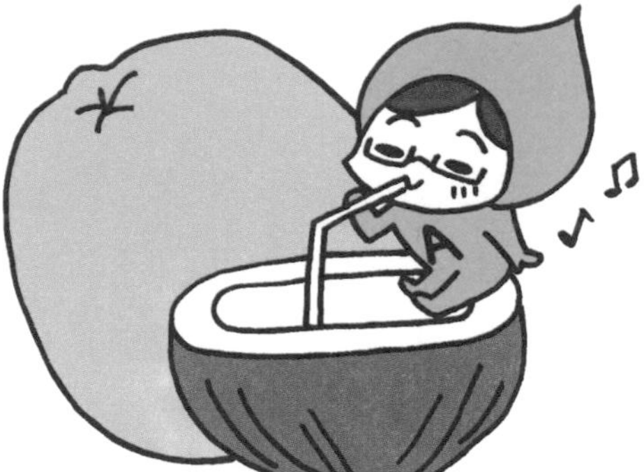

柿子

柿子所含的凝集素，會使 AB 型的細胞凝集。

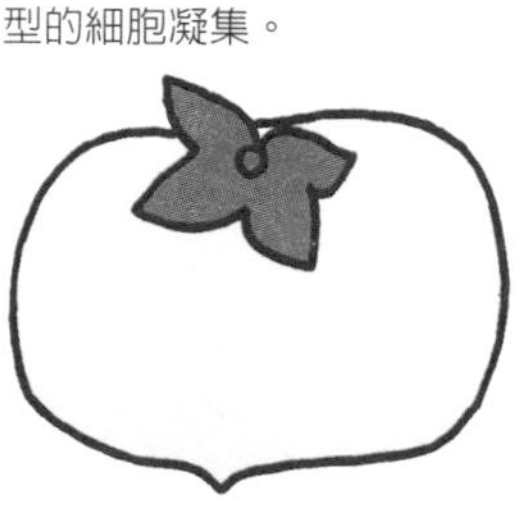

椰子

恐怕會產生過度反應，含有椰子油的食品也要避免。

Good! AB型小將
「不易發胖」的水果

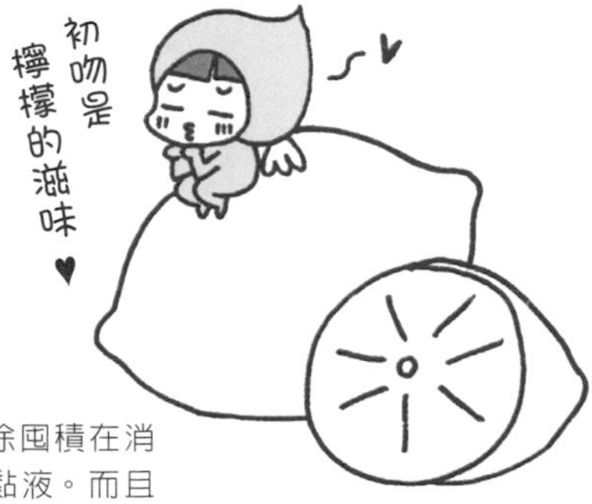

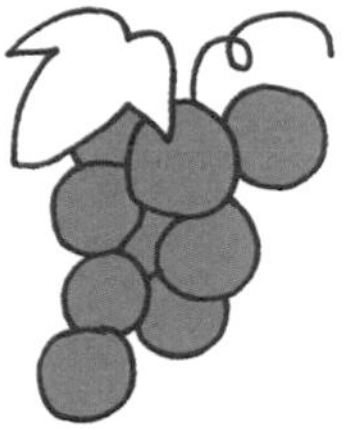

葡萄
鹼性強的水果，適合AB型的體質。

檸檬
能夠清除囤積在消化管的黏液。而且有助於通便。

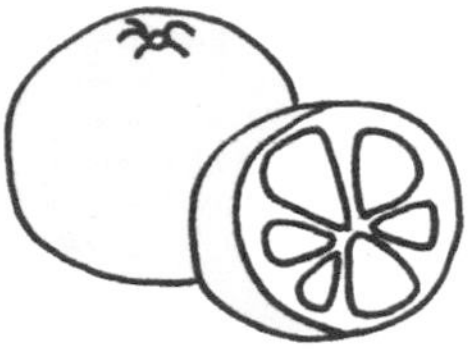

葡萄柚
雖然是酸性，但具有消化後轉為鹼性的特質。

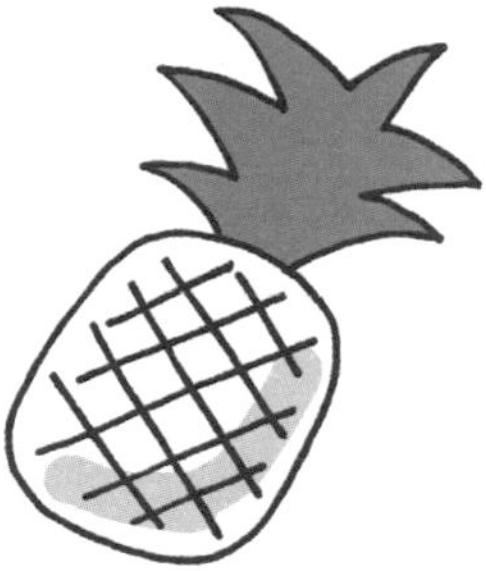

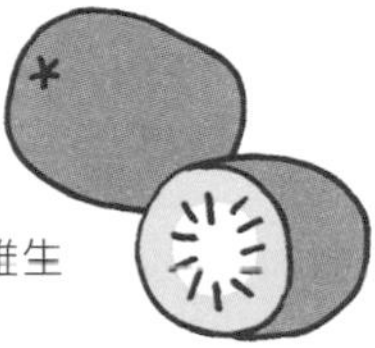

奇異果
富含具有抗氧化作用的維生素C，有助於預防胃癌。

鳳梨
有助於AB型消化的水果。

選擇鹼性水果 盡量避免酸性水果

為了與會使肌肉組織變成酸性的穀物達到均衡，應盡量攝取鹼性水果，對AB型的身體較有幫助。鹼性強的水果有葡萄、梅子、莓果等。

相對地，芒果和芭樂不適合AB型的體質，所以最好避免。柳丁和橘子也會對胃酸少的AB型造成太強的刺激，最好多加避免。不過，葡萄柚雖然是酸性，但是具有消化後會變成鹼性的特質，所以也建議AB型食用。

Bad!

AB 型小將

「易發胖」的雞蛋／乳製品

冰淇淋

比起乳製品的冰淇淋，
建議選擇冰沙

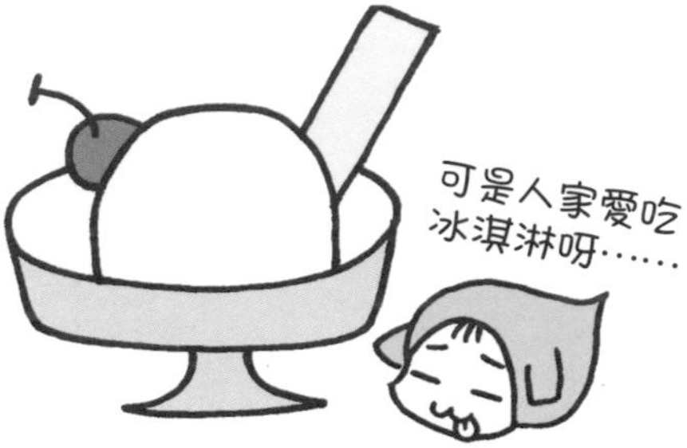
可是人家愛吃
冰淇淋呀……

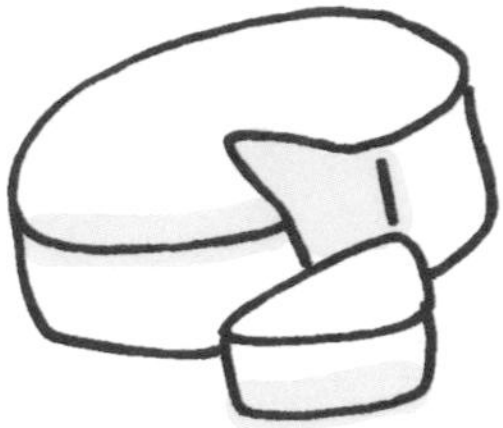

康門貝爾起司

在起司當中，屬特性強烈
的一款，不太適合 AB 型
的體質。

牛奶

不太適合 AB 型的體質。
比起牛奶，要選擇豆漿。

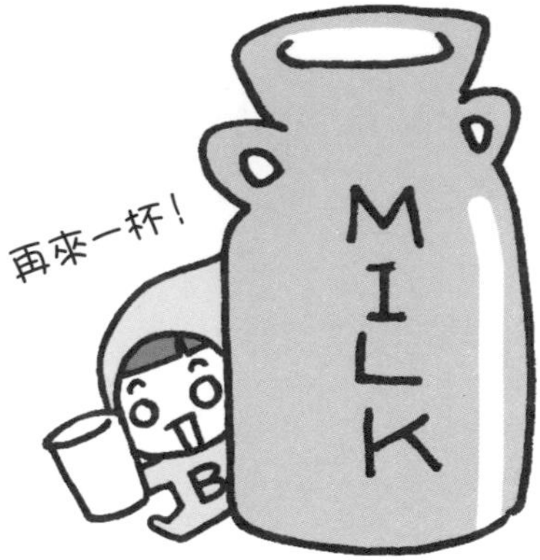
再來一杯！
MILK
B

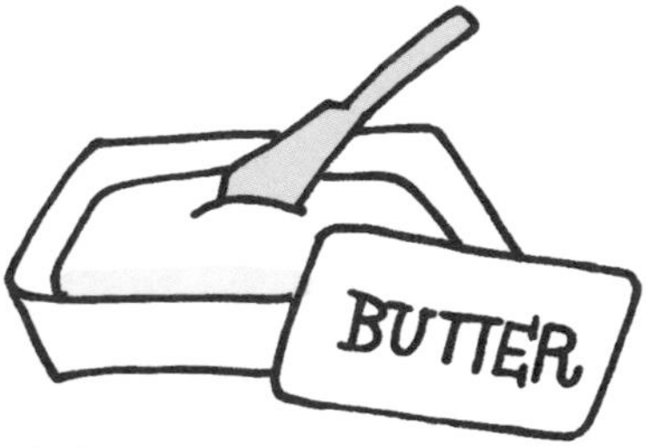
BUTTER

奶油

對於 AB 型而言，奶油是易發
胖的食品。

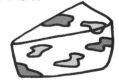

藍紋起司

藍黴菌會對 AB 型的身體造成
負面影響。

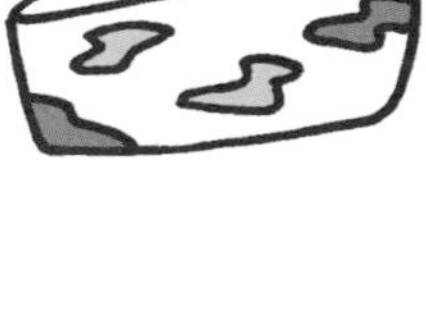

AB 型小將

「不易發胖」的雞蛋／乳製品

優格

建議採取低脂優格淋上蜂蜜這種健康的吃法。

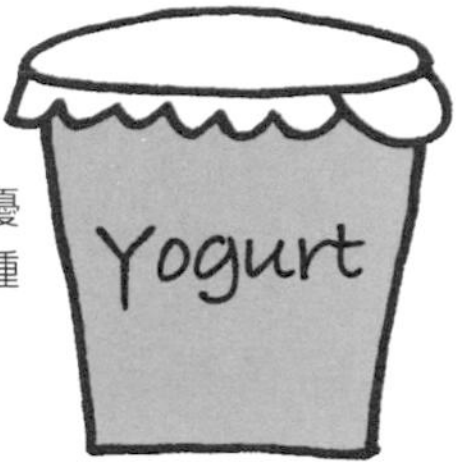

高達起司

質地細緻，風味溫和，是AB 型可以吃的起司。

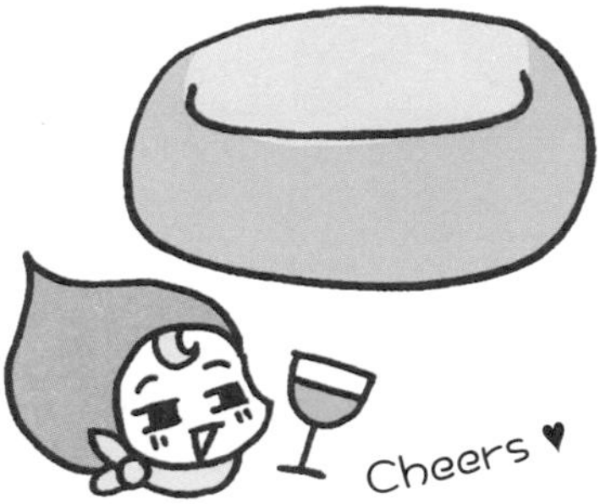

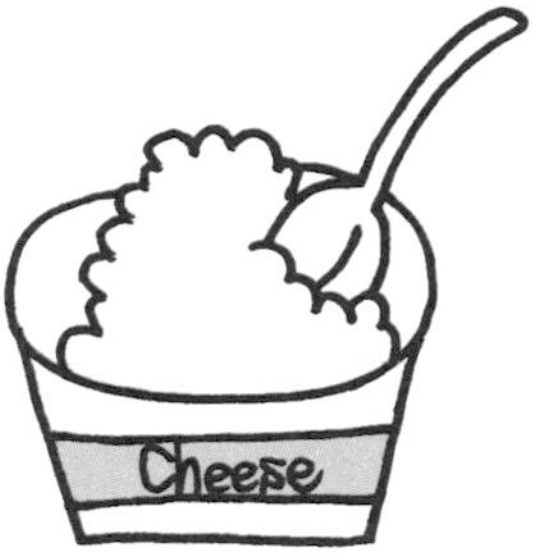

卡特基起司

對 AB 型的荷爾蒙有正面影響。

酸奶油

發酵過的乳製品，建議食用無脂製成的。

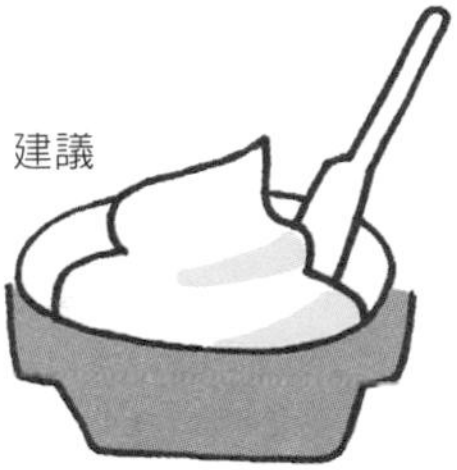

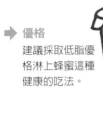

優格可以吃，牛奶、奶油不宜多吃

乳製品具有提高AB型的代謝率、使體形苗條的效果，所以建議積極地攝取。尤其是優格，若是每天吃，會對身體有正面影響。除此之外，卡特基起司、高達起司、無脂的瑞可塔起司、酸奶油等，也會對AB型的荷爾蒙有正面作用，所以是建議食用的食材。

相對地，AB型也擁有不適合吃乳製品的A型因子，所以也有不適合體質的乳製品。其代表性的乳製品是牛奶、奶油。此外，藍紋起司和康門貝爾起司也不適合AB型的體質。

Bad!

AB型小將

「易發胖」的豆類／堅果類

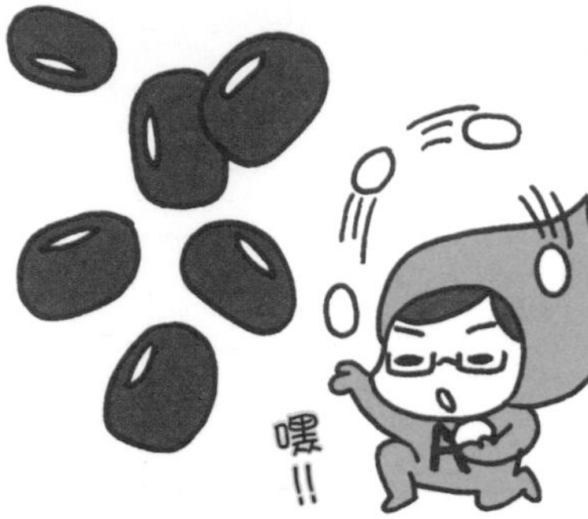

紅豆

會受到血液的凝集作用影響，易發胖。

黑扁豆

白扁豆可以食用，但黑扁豆含有不適合AB型體質的凝集素。

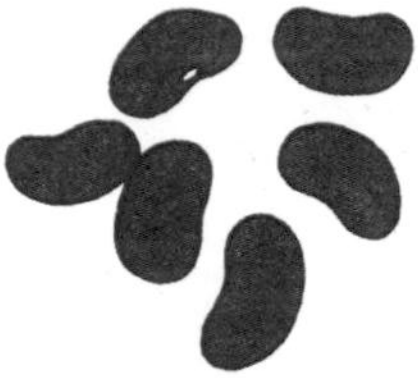

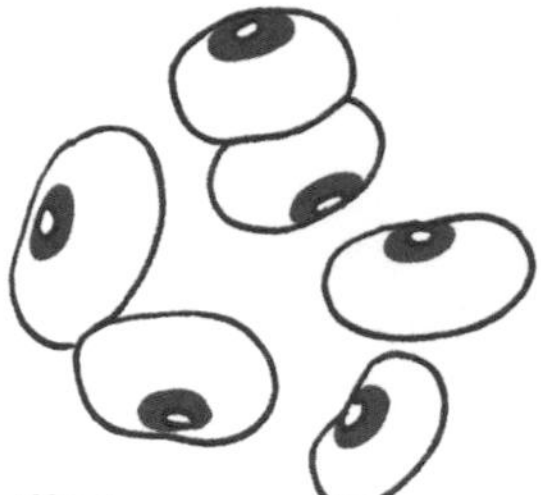

菜豆

一般人對菜豆不太熟，是會使AB型血液凝集的食材。

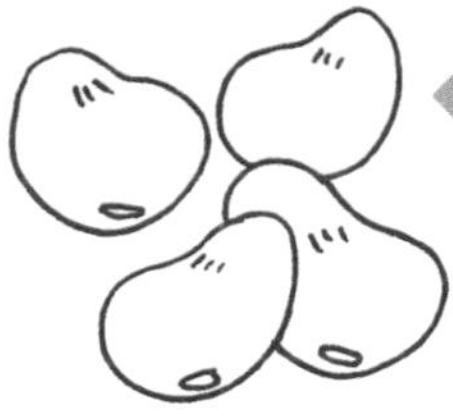

蠶豆

含有會對身體造成負面影響的凝集素。

紅豆＋砂糖＝危險！建議吃黃豆食品

豆類是攝取植物性蛋白質所不可或缺的食材，但AB型小將的體質不適合吃紅豆。一般人的印象中，使用紅豆餡的日式糕點好像比西式糕點適合瘦身，但是喜歡日式糕點的AB型小將，反而更可能變得肥胖。因為紅豆原本具有促進代謝的作用，但是AB型會受到凝集血液的凝集素作用影響。尤其是使用紅豆和砂糖的糕點，是最應該避免的食物。

若要吃豆類，要記得吃黃豆或白扁豆等會提高代謝率的食材。

Good!

AB 型小將
「不易發胖」的豆類／堅果類

白扁豆

會提高 AB 型身體代謝率的食材。

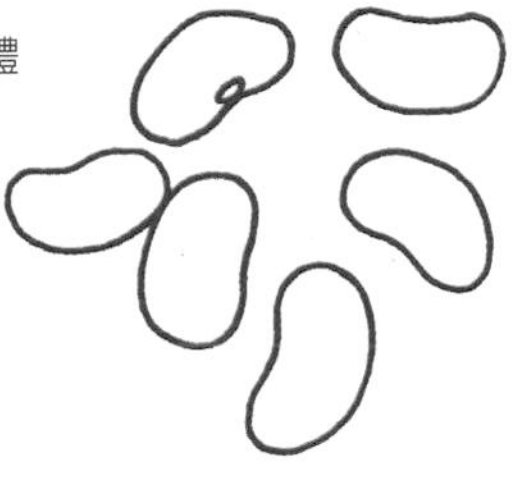

豆漿

動物性的牛奶不適合 AB 型的體質，但適合喝植物性的豆漿。

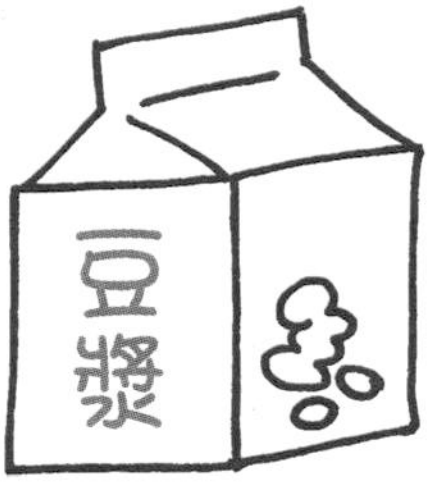

黃豆

建議 AB 型食用豆腐、納豆等黃豆食品。

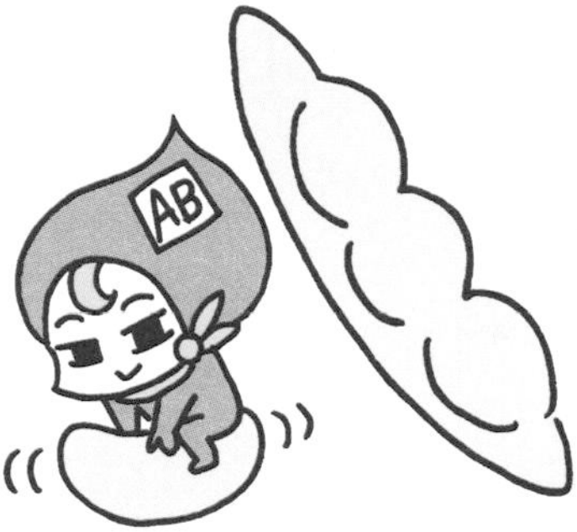

花生奶油

比起堅果，AB 型更適合吃花生奶油。

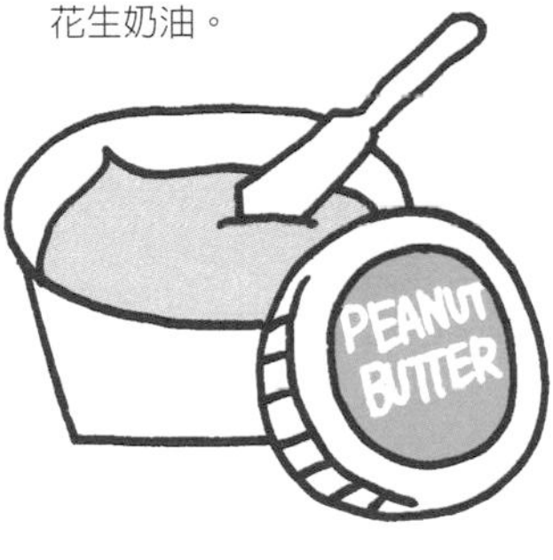

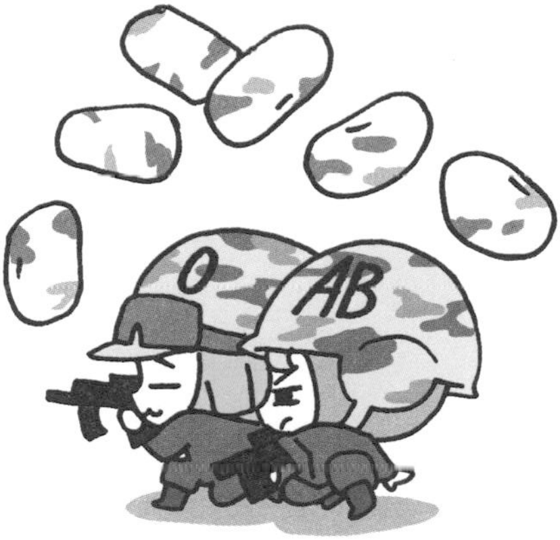

斑豆

抗氧化作用強，是建議容易罹患癌症的 AB 型食用的食材。

Bad!

AB 型小將

「易發胖」的油品／調味料

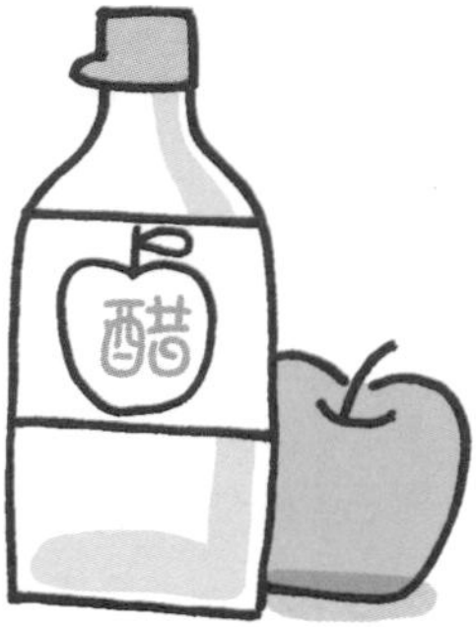

醋／蘋果醋

醋不適合胃弱的
AB 型的體質。

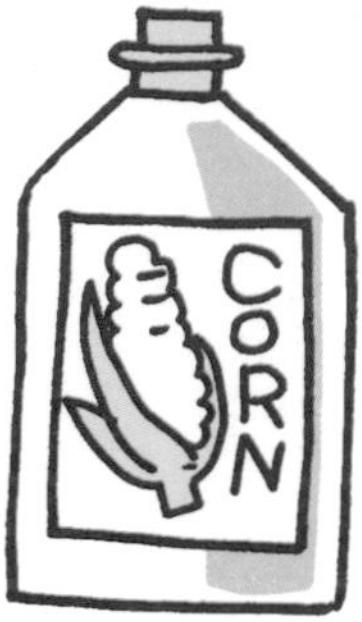

特別
注意

玉米油

所含的凝集素恐怕
會對 AB 型的身體
造成負面影響。

胡椒

黑胡椒和白胡椒都不適合
AB 型，所以要節制。

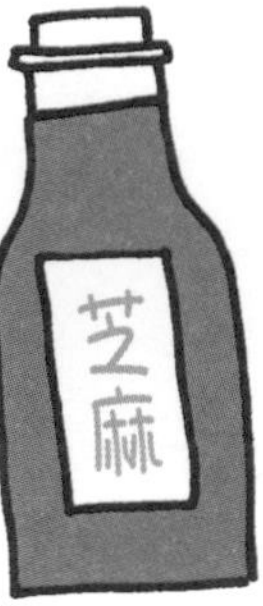

芝麻油

含有有害消化管的
凝集素，所以最好
避免。

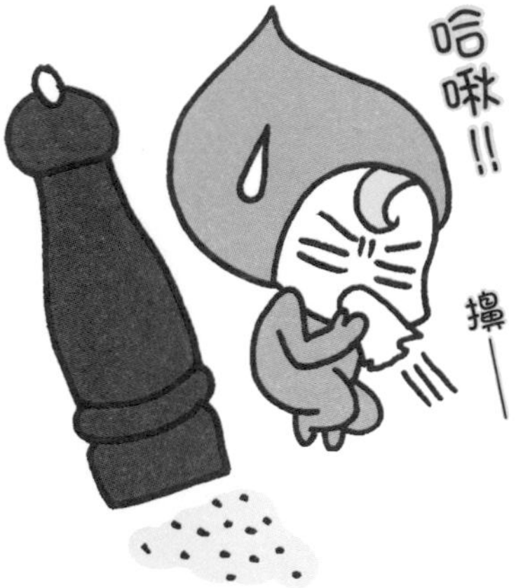

番茄醬

番茄沒有問題，但是
番茄醬加了醋，所以
最好別用太多。

Good!

AB型小將「不易發胖」的油品／調味料

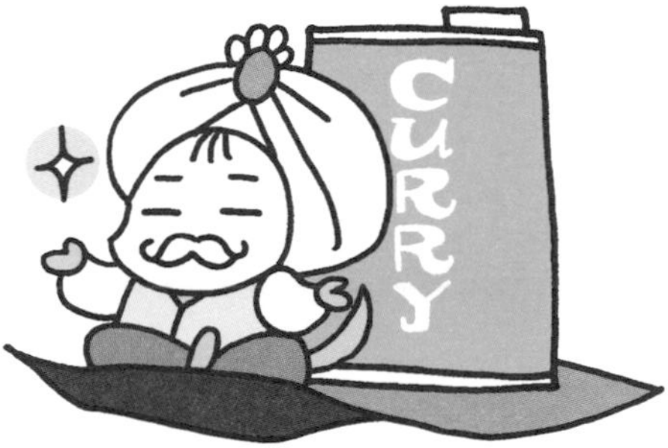

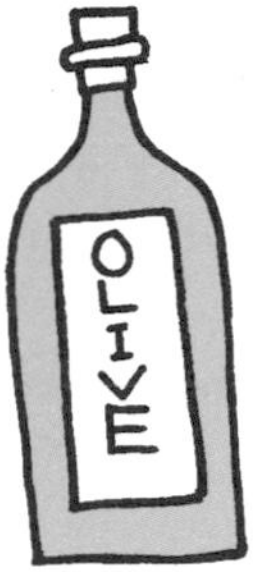

橄欖油

不會讓任何血型產生凝集反應的萬用油。

咖哩粉

微辣的咖哩粉會帶來好的刺激。

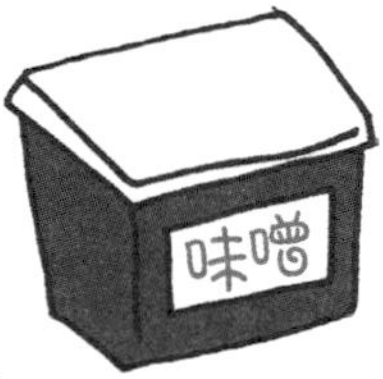

味噌

源自黃豆的味噌適合 AB 型。

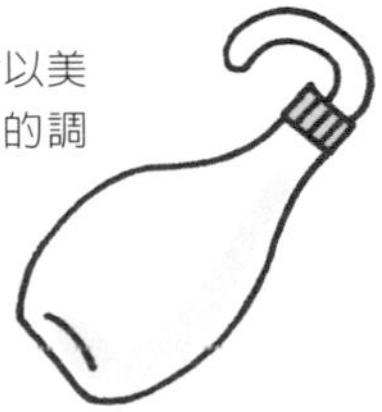

美乃滋

雞蛋比較無害，所以美乃滋是適合 AB 型的調味料。不過，要注意別吃太多。

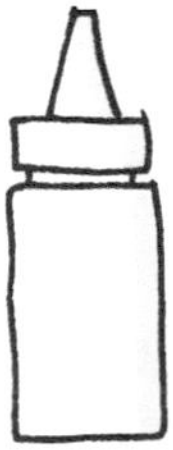

黃芥末

會對大腸下部的細菌產生作用，提高瘦身效果。

建議食用天然鹽，避免刺激性強的醋

適合AB型的油不多。烹調時要使用橄欖油，盡量選擇純度高的初榨橄欖油、特級初榨橄欖油。

至於調味料，建議不要使用精鹽，而是使用天然鹽。而胃弱的AB型為了預防胃癌，酸性的醋和胡椒也請節制。番茄醬加了醋，所以也要盡量避免。

舉例來說，沙拉的調味醬最好不要使用醋，而是混合檸檬汁、橄欖油、香草代替。

Bad!

AB 型小將

「易發胖」的油品／調味料

主要成分是牛奶的甜點

即使是乳製品，也要選擇沒有添加植物性油脂的乳製品。

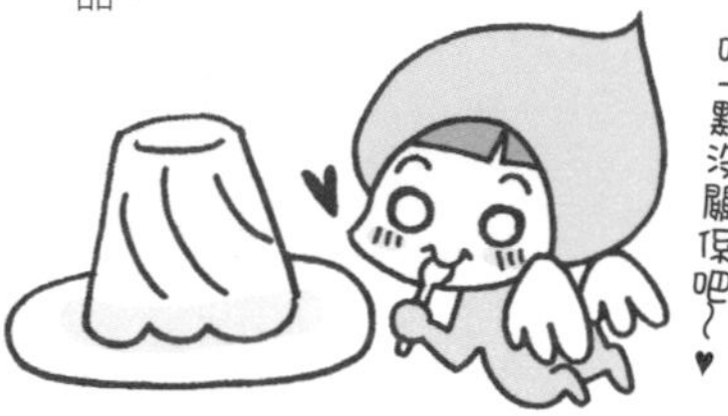
吃一點沒關係吧~♥

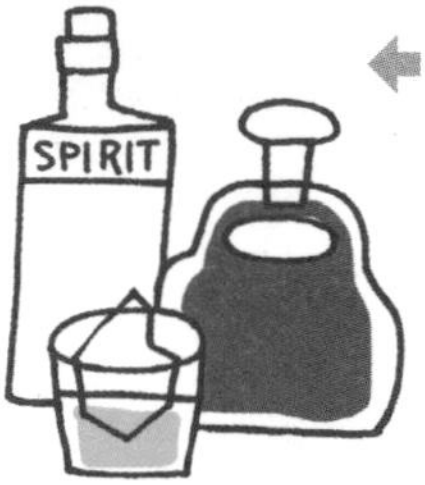
SPIRIT

蒸餾酒

燒酒、威士忌、伏特加、琴酒、萊姆酒等不適合 AB 型的體質。

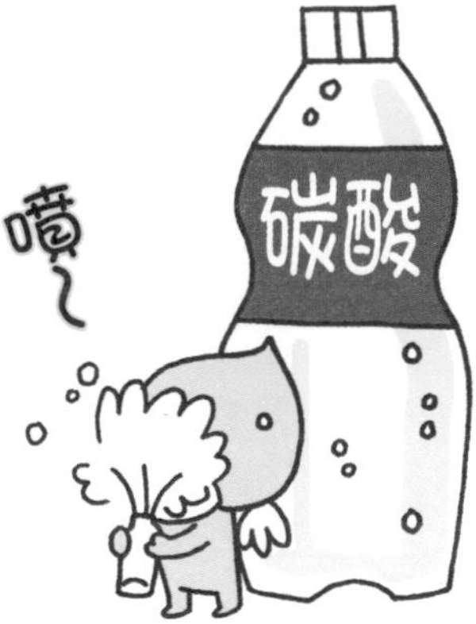
碳酸
噴~

碳酸飲料

碳酸不適合 AB 型的體質。

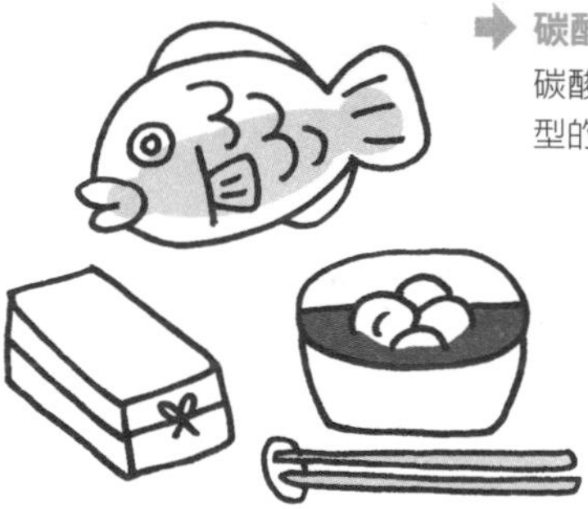

特別注意

使用紅豆的甜點

使用紅豆的糕點會使 AB 型發胖，所以要注意。

紅茶

和咖啡不一樣，紅茶不適合 AB 型的體質。

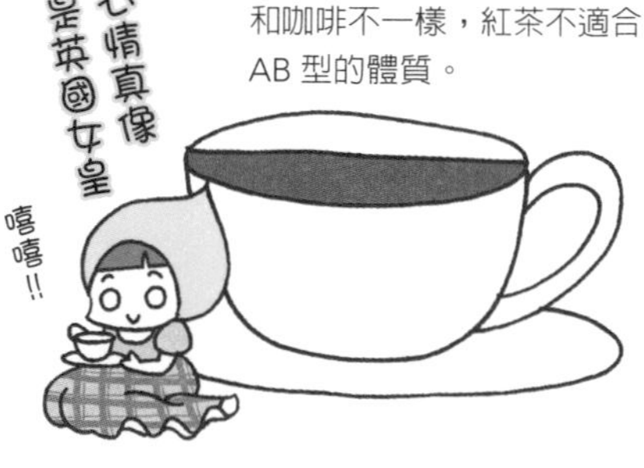
心情真像是英國女皇
嘻嘻!!

Good!

AB 型小將

「不易發胖」的油品／調味料

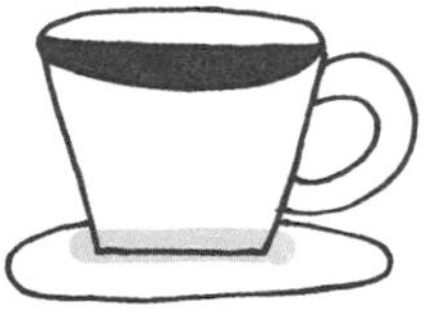

⬆ 咖啡

具有增加胃酸的機能，1 天最好喝 1 ～ 2 杯。

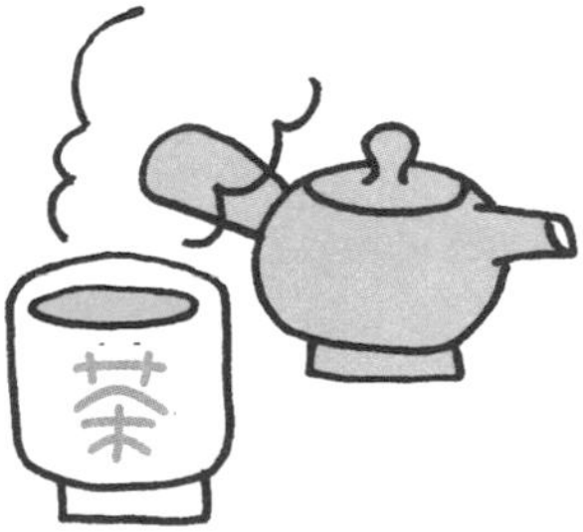

⬆ 綠茶

和咖啡一樣，具有增加胃酸的機能。1 天最好喝 1 ～ 2 杯。

⬇ 紅酒

具有減少罹患心臟病的功效。每天最好喝 1 杯左右。

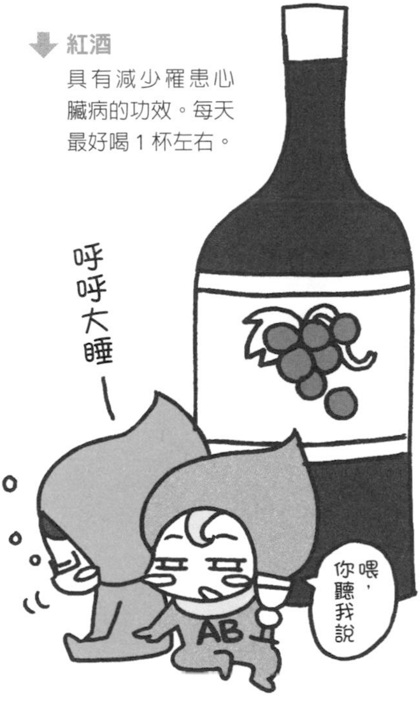

呼呼大睡—
喂，你聽我說
AB

最好喝咖啡和綠茶
少吃包紅豆餡的糕點

AB型不適合喝碳酸飲料，但是適合喝咖啡、綠茶。咖啡和綠茶具有增加胃酸的機能，也含有酵素。AB型小將最好1天喝1~2杯。另外，咖啡和綠茶最好輪流喝。

此外，每天喝1杯左右的紅酒也很有效。這麼做具有降低罹患心臟病風險的作用。

相對地，請注意會造成AB型發胖的甜點。要盡量減少食用牛奶和紅豆製成的甜點的量。

Column 1 血型的基本知識

血型如何決定？

自己的血型是取決於父母的血型組合。你知道一般所謂的 A 型，其實也分成 AA 型和 AO 型嗎？

- AA 或 AO →變成 A 型
- BB 或 BO →變成 B 型
- OO →變成 O 型
- AB →變成 AB 型

O 遇上 A、B 會變成隱性，所以如果父母是 AO、BO，就有可能生出 A、B、O、AB 所有血型的孩子。相反地，如果父母都是 OO，就只能生出 O 型的孩子。

血型遺傳的例子

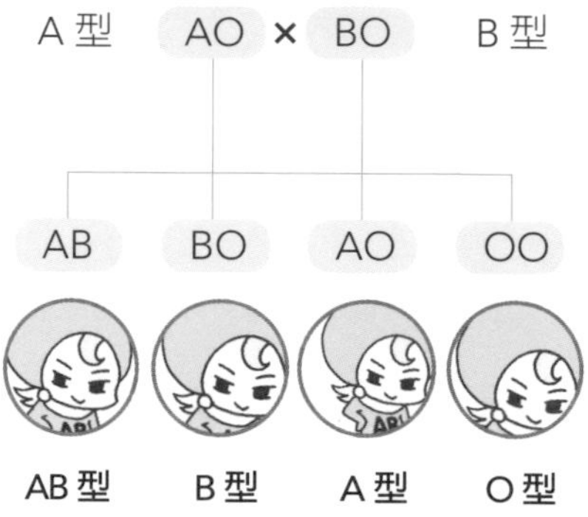

O 型受到眾人歡迎，但是……？

輸血的前提是血型要相同，但緊急時，如果不知道患者的血型，往往會暫時先輸 O 型的血液。因為 O 型遇上 A、B 型會變成隱性，所以輸血給所有血型都沒有產生排斥反應的危險性。然而，O 型本身只能接受同是 O 型的血液。

O 型能救 A 型……

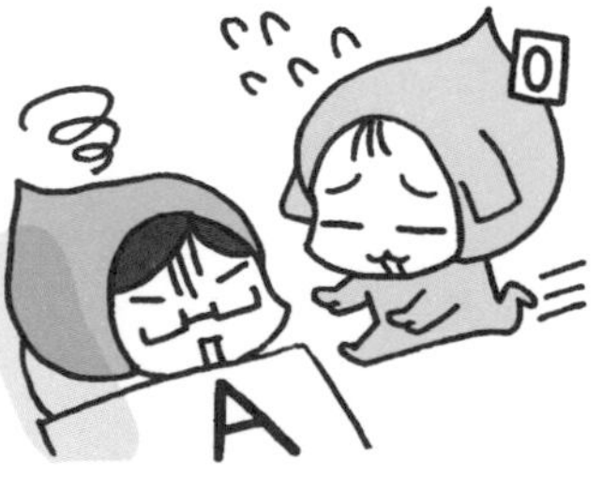

B、AB 型也能靠 O 型獲救……

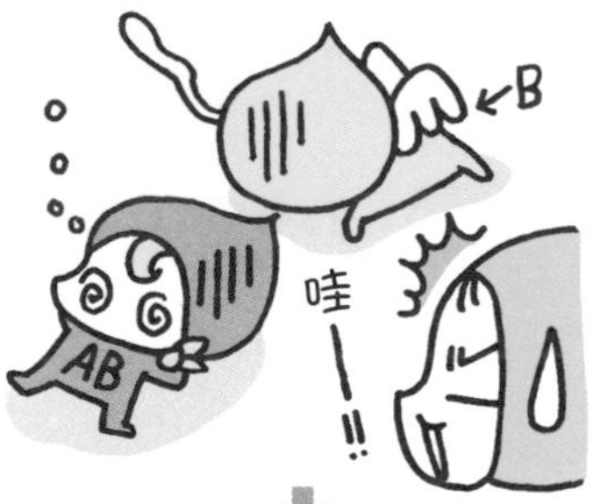

但 O 型性命垂危時，只有 O 型才救得了 O 型……

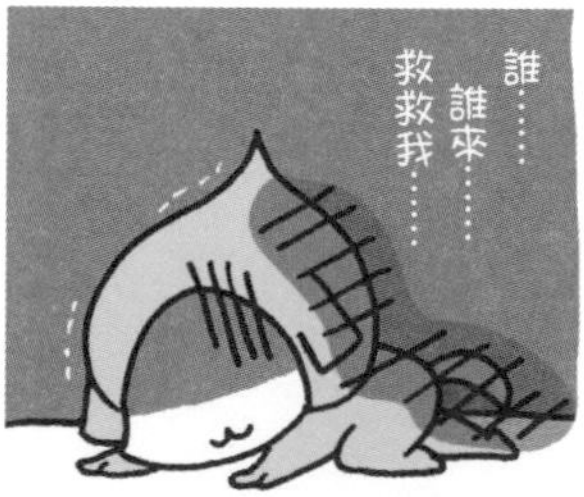

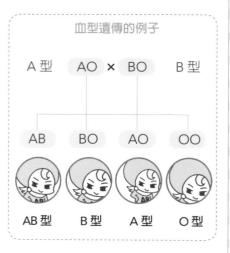

3

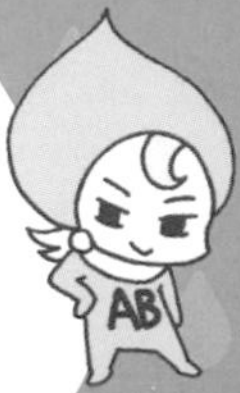

透過飲食實踐！AB型小將瘦身術

以第 2 章介紹的「不易發胖的食材」，實際融入日常菜色。請配合自己的血型，運用在每天的生活當中。

check!!

確認AB型小將的瘦身料理！

如果掌握用來塑造易瘦體質的飲食重點，就能更有效率地瘦身。
在此，介紹能夠輕易挑戰的瘦身食譜。

Recipe

以不易發胖食材為主，挑戰食譜！

詳見 P62

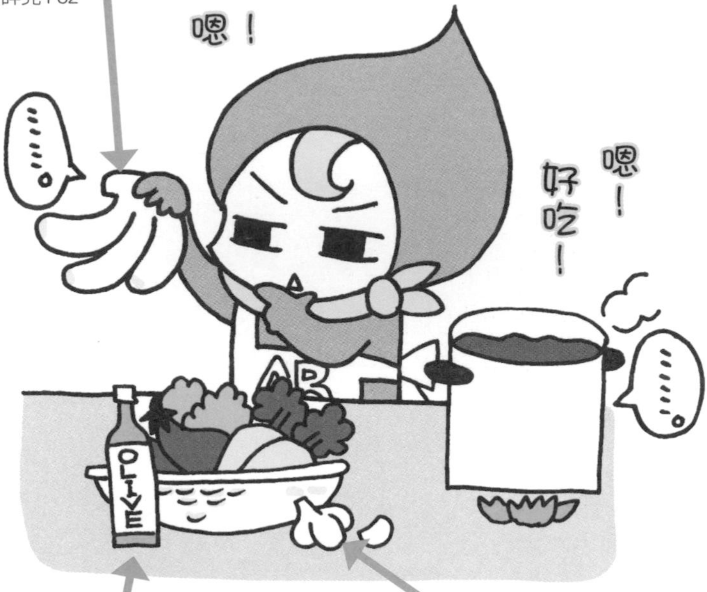

Cooking

注意油和調味料

詳見 P55

How to eat

採用當令食材

詳見 P51

的身材。首先，要介紹的是希望你事先掌握的飲食基本概念。

基本上，飲食要配合季節！

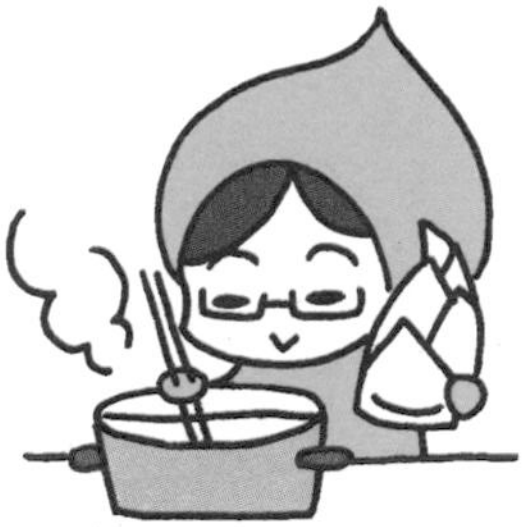

春　洋香菜、青花菜等

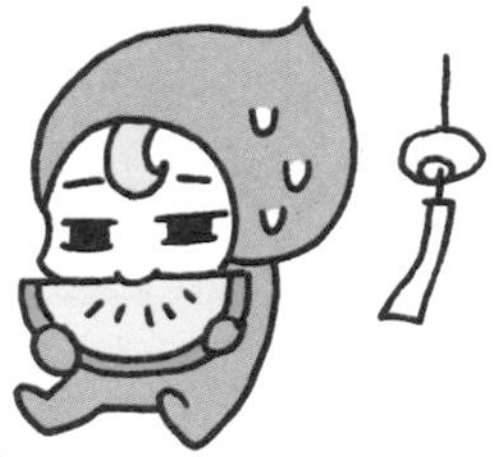

夏　小黃瓜、茄子等

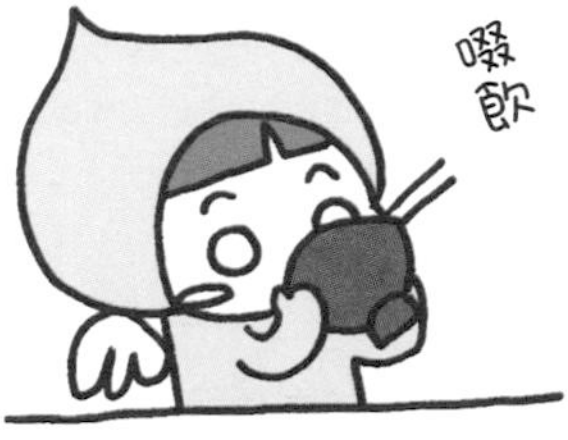

秋　地瓜、山藥等

冬　薑湯、大蒜等

選擇當令食材，吃出高品質

想要瘦得漂亮，必須配合身體狀況攝取營養。為了做到這一點，重點在於飲食要注意季節。我們的身體原本就隨著大自然運作，與時俱進，飲食生活要配合季節烹煮食材。

必須以適合血型的食材為主，春天把食材煮軟食用、夏天選擇水分多、好消化的蔬菜、秋天盡量避免生菜、冬天吃根菜等暖和身體的食材。

提高營養吸收的蔬菜吃法

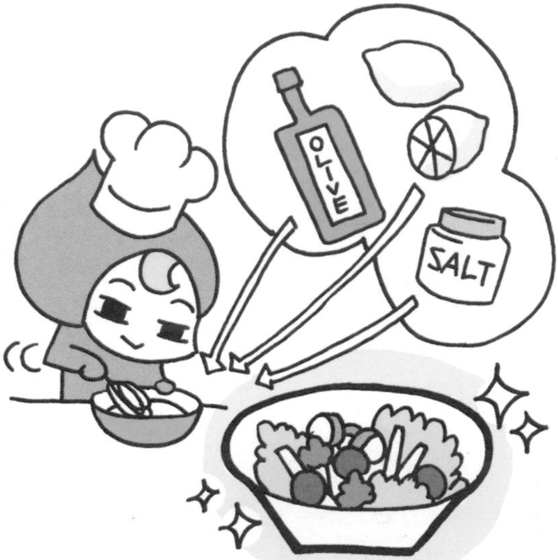

建議 AB 型的蔬菜沙拉

- 青花菜
- 小黃瓜
- 洋香菜

橄欖油沙拉醬的做法

特級初榨橄欖油 3 大匙、檸檬汁 3 大匙、天然鹽少許，放入密閉容器充分搖晃。等到稍微變白即完成。依照個人喜好加入酒醋、醬油、胡椒、洋香菜、羅勒等亦可。

添加少量的橄欖油比無油更好

有人主張吃生菜最好選用無油的沙拉醬，但要讓身體充分吸收蔬菜的營養素，必須要有油分。一般人認為冬天吃生菜會使身體寒冷，所以最好節制，但如果和油分一起攝取，就能預防身體寒冷。

不過，市售沙拉醬用的油可能較差，所以最好用自製橄欖油沙拉醬。橄欖油是能夠建議所有血型食用的油。

此外，以適合自己血型的蔬菜打成蔬菜汁飲用，也對瘦身有幫助。

避免中毒的吃肉方法

AB 型要特別注意的肉

- 雞肉
- 培根、火腿
- 牛肉
- 豬肉

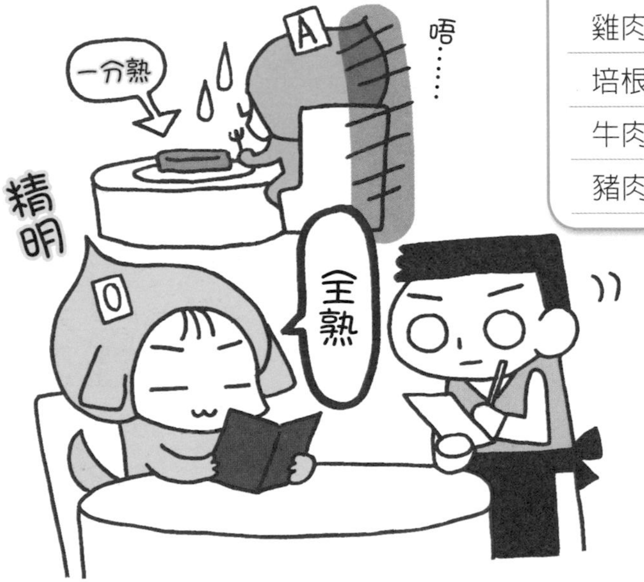

熟度最好吃全熟　不要吃一分熟

據說人體最好保持「弱鹼性」。無論哪一種血型，要塑造健康的身體，重點在於不過度偏頗地攝取「酸性」的肉或「鹼性」的蔬菜，均衡地飲食。

一般人往往覺得一分熟或五分熟的牛排特別美味，但未熟透的肉可能帶有病原體，在不適合自己血型的情況下，如果沒有煮熟，就容易產生毒物反應。此外，洋香菜等會消除肉的毒素，有助於消化，所以最好一併食用。

吃甜食、喝酒的方法

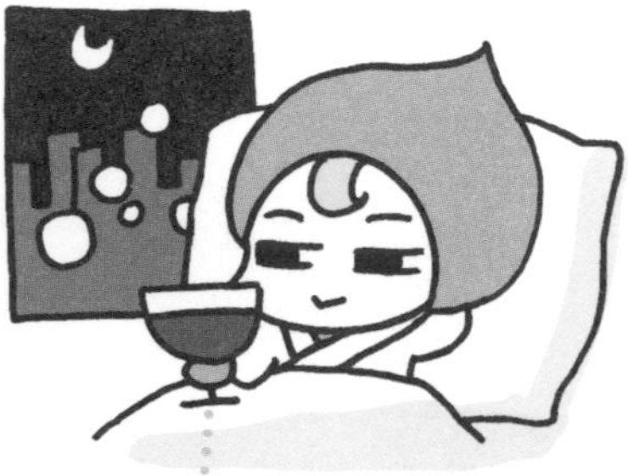

睡不著時
可以來一杯紅酒

甜食一定要在飯後吃

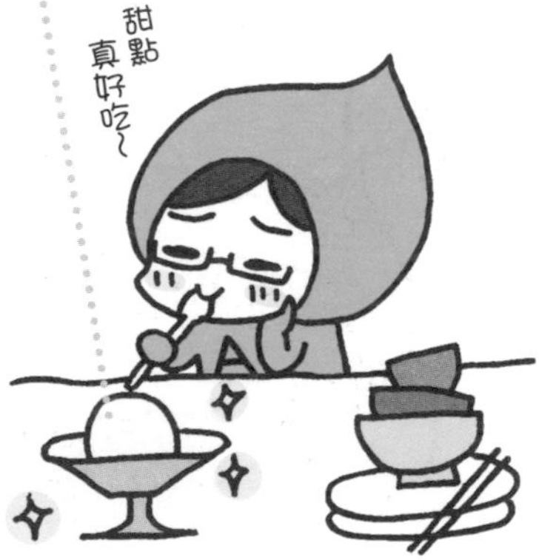

血糖值快速上升會招來惡性循環

甜食是瘦身的敵人。一吃甜食，血糖值就會上升，暫時覺得疲勞消除，但快速上升的血糖值又會快速下降，所以會陷入又想吃甜食的惡性循環。為了避免這種惡性循環，甜食請務必在飯後吃。

此外，不熬夜、睡眠充足，能夠促進體脂肪減少，所以瘦身時要記得早睡，最好在就寢前2小時用餐完畢。再者，不易入睡的人可以在就寢前喝一杯紅酒。

Q：AB型小將的瘦身料理是？

A：注意油和調味料，一方面注意營養均衡，一方面瘦身。

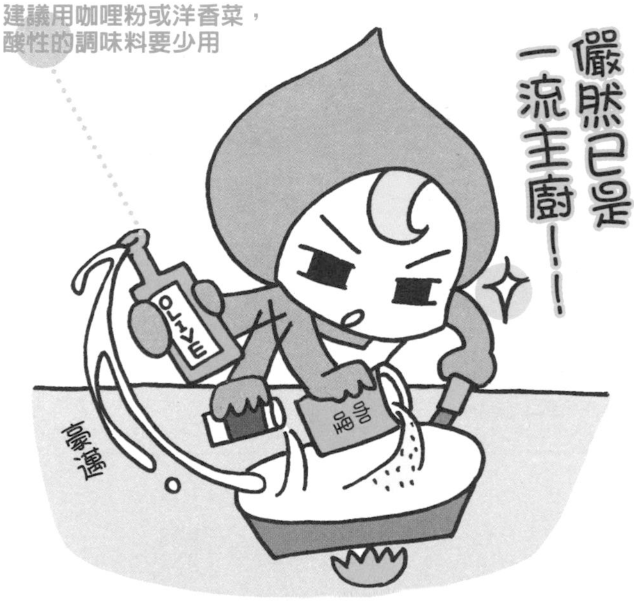
建議用咖哩粉或洋香菜，
酸性的調味料要少用
儼然已是一流主廚！！
OLIVE
咖哩
豪邁

確認是否適合自己，以自己能接受的食譜瘦身

AB型小將請一面判斷食材是否適合自己，一面以自己的方式挑戰瘦身食譜。不過，即使是不適合身體的食材，也請斟酌攝取，均衡地吸收營養。

此外，烹調時要注意使用的油和調味料。炒菜油請使用新鮮的橄欖油，不要選用芝麻油或玉米油。調味料建議使用咖哩或洋香菜。醋、番茄醬和醬汁請注意不要使用太多。

同。如果搭配適合的食材，效果會進一步提升！

AB型小將的**最佳「早餐」範例**

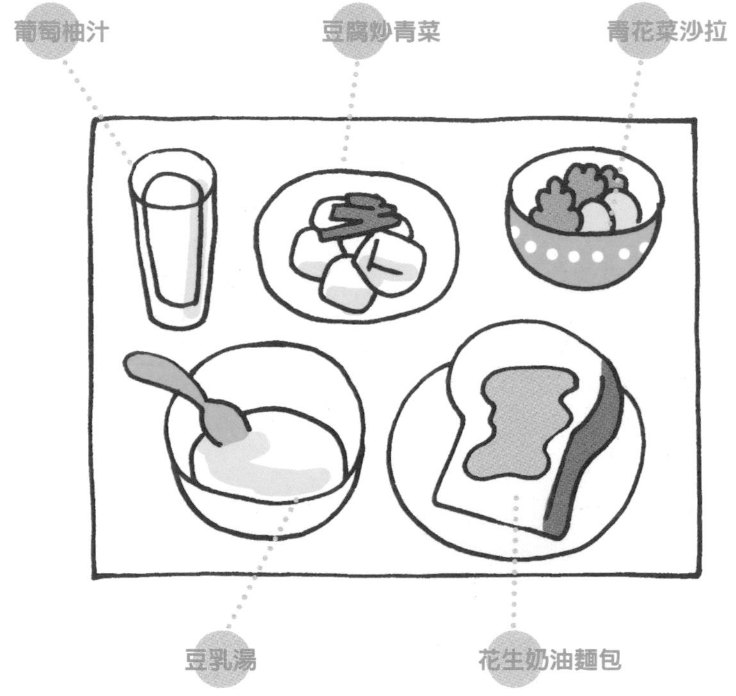
葡萄柚汁
豆腐炒青菜
青花菜沙拉
豆乳湯
花生奶油麵包

均衡地搭配各種菜色

AB型的瘦身重點在於——早餐以蛋白質為主，徹底吃飽；晚餐不要吃得太豐盛。要巧妙地食用適合AB型的食材。

舉例來說，以糙米飯代替白飯、以豆漿代替牛奶。麵包塗花生奶油對AB型的身體是有幫助的。

此外，魚可以用乾燒或香煎的烹調方式。請盡量食用適合身體的食材，並以水果當作甜點。若將適合AB型體質的酸奶油納入飲食生活中，也有助於瘦身。

AB 型小將的 **最佳「午餐」範例**

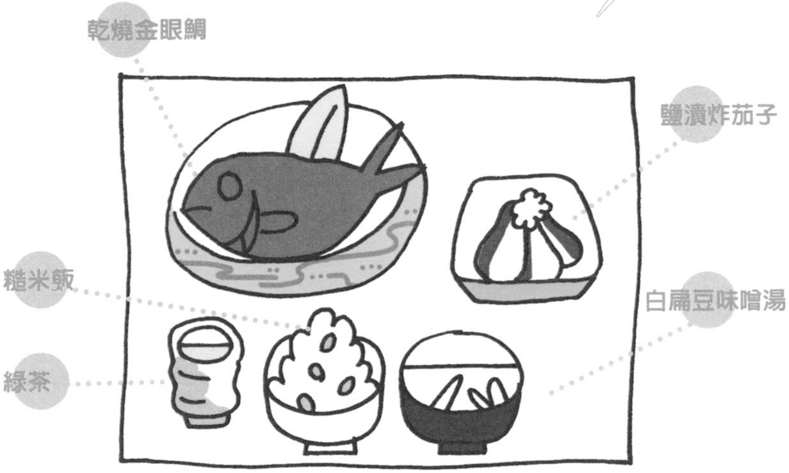
乾燒金眼鯛
鹽漬炸茄子
糙米飯
白扁豆味噌湯
綠茶

AB 型小將的 **最佳「晚餐」範例**

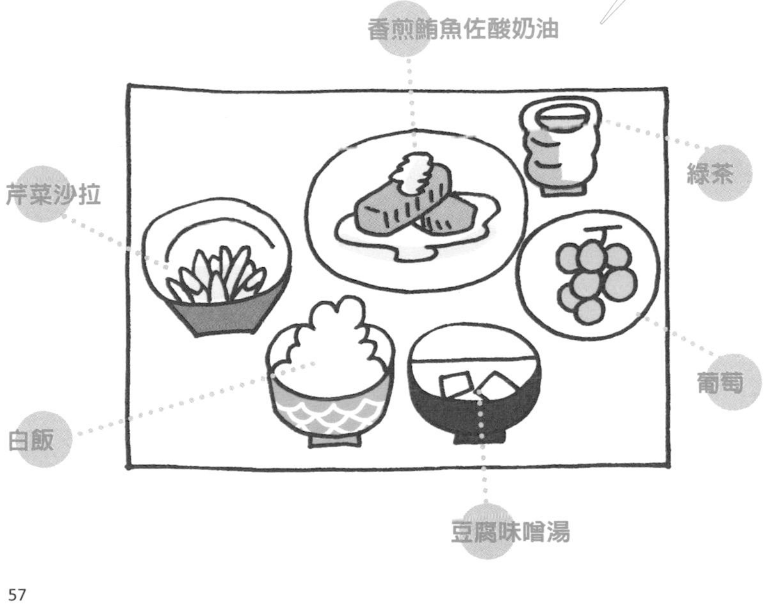

實踐

3 AB型小將「易發胖」的點心

一般人認為瘦身時嚴禁點心，但「血型瘦身術」可以吃點心！在此，介紹如何巧妙地吃點心。

Q：AB型小將的點心是？

A：斟酌進食量，少量多餐。

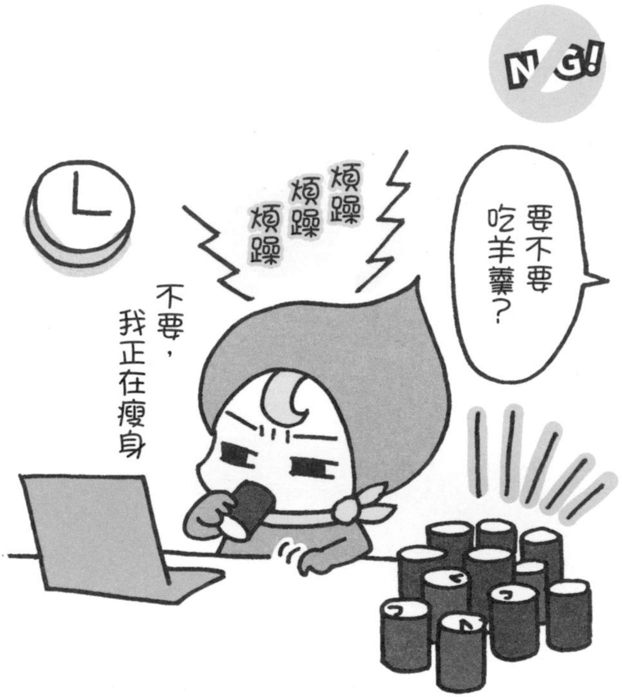

NG!
煩躁
煩躁
煩躁
要不要吃羊羹？
不要，我正在瘦身

巧妙地吃點心，塑造不易發胖的體質

建議AB型小將不要一餐吃很多，而要巧妙地吃點心，增加進食的次數。也可以吃水果當作點心。

不過，點心請避免使用易發胖食材做成的甜點。舉例來說，AB型小將吃紅豆容易發胖，如此一來，含有大量紅豆和砂糖的糕點，則要盡量避免。

建議積極攝取的點心

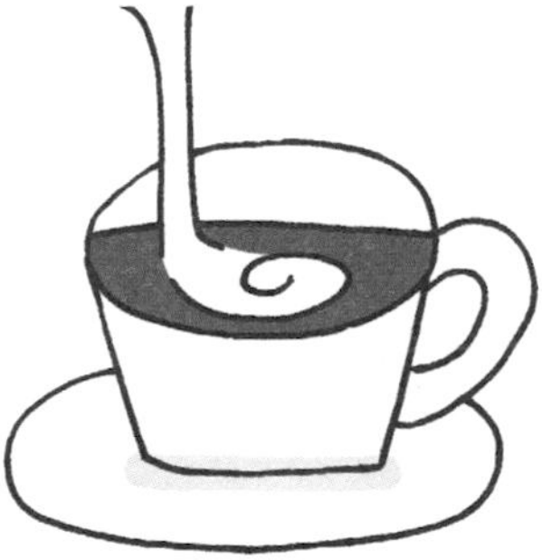

咖啡歐蕾

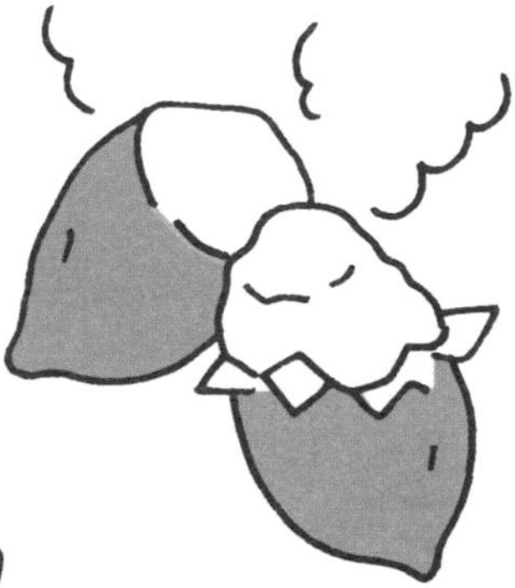

烤地瓜

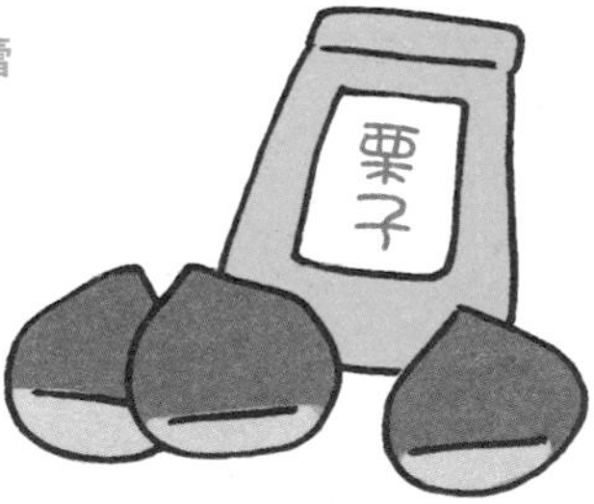

栗子

建議的組合一覽表

點心		飲料
烤地瓜	+	綠茶
水果燕麥	+	咖啡
鳳梨優格	+	咖啡
栗子	+	綠茶

實踐 4

AB型小將「不易發胖」的外食

外食容易攝取過多熱量，但有時也必須滿足一下口腹之慾。不過，要對選菜下一番功夫。

Q：AB型小將的外食重點是？
A：只要選對菜色，外食也沒問題！

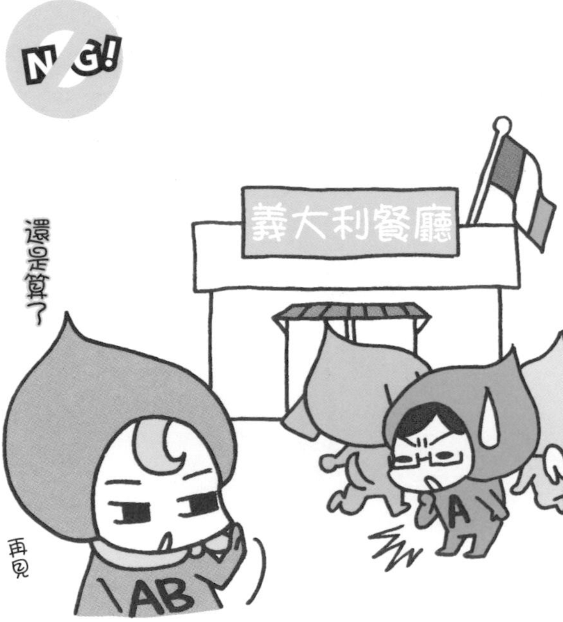

外食的原則也一樣，要選擇有益身體的食材

外食的時候，常常很難隨心所欲地選擇食材。可是，不必變得神經質。這種瘦身術即使一天破功，也不代表失敗。就算有一、兩天吃了不適合體質的食物，之後幾天以適合體質的食物為主就行了。不必試圖排除所有不適合體質的食物，而是均衡飲食，慎選菜色。

如果不知道該吃什麼，就選這些吧！

義大利菜

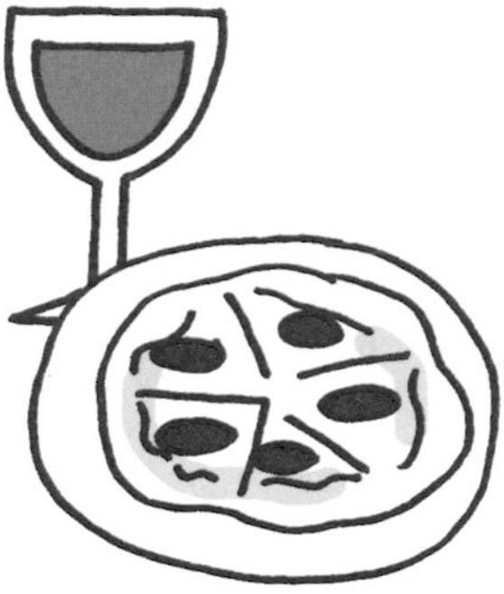

披薩和紅酒

乳製品、大蒜都適合，所以義大利菜也OK。麵粉要節制。

漢堡店

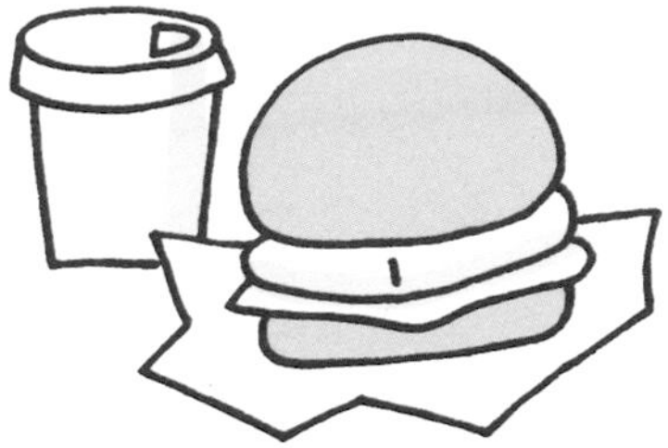

鱈魚堡和熱咖啡

因為不適合吃肉，所以不要吃肉類漢堡，請選擇魚肉漢堡配咖啡。

居酒屋

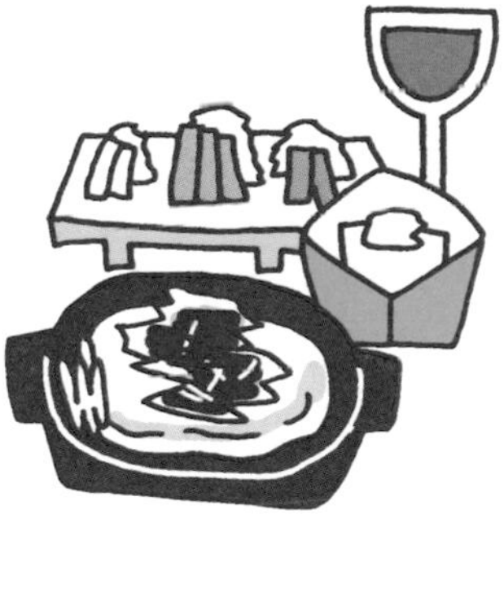

大阪燒、凍豆腐、綜合生魚片和紅酒

特別推薦魚類和黃豆類作為蛋白質來源。葡萄酒要選擇紅酒。

中華料理

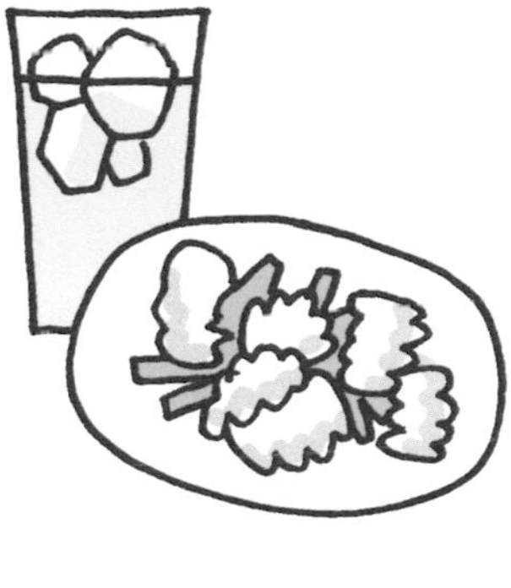

墨魚炒芹菜和綠茶燒酒

肉類、海鮮類要選擇種類。燒酒並不適合，所以加少量的綠茶。

想吃肉的時候就來這一道！

黃芥末美乃滋煎小羊排

使用適合 AB 型的羊肉，羊肉特有的味道利用黃芥末美乃滋來加以中和，讓對羊肉味有恐懼的人也能盡情享用！

這些是適合 AB 型的食材！

- 羔羊肉
- 美乃滋
- 洋香菜

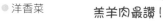

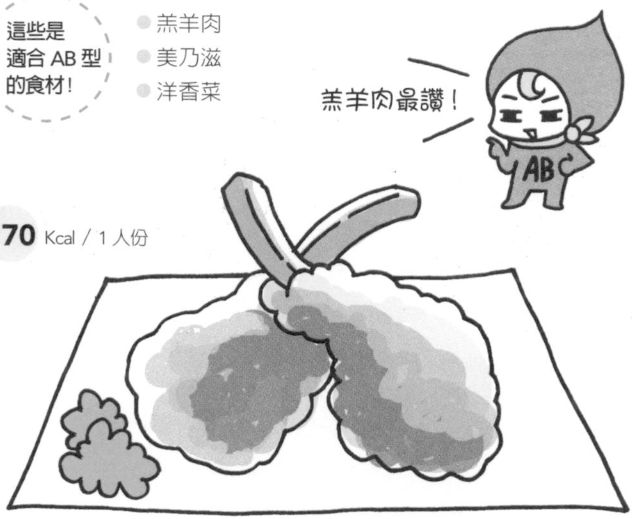

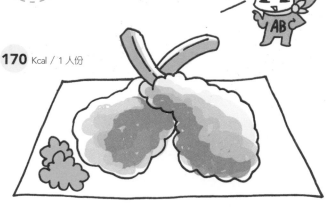

170 Kcal / 1 人份

材料（2 人份）

小羊排……4 塊
白酒……1 大匙
大蒜……1 瓣
美乃滋……1 大匙
黃芥末……1/2 小匙
橄欖油……1 大匙
鹽、胡椒……少許
麵包粉……2 大匙
洋香菜……少許

做法

1. 小羊排撒上鹽、胡椒備用。
2. 混合美乃滋和黃芥末，塗在 1 的小羊排兩面，裹上麵包粉和洋香菜。
3. 將橄欖油倒進平底鍋，加入拍碎的大蒜，開小火，等到橄欖油將大蒜爆香之後，將 1 的小羊排放入平底鍋煎。
4. 小羊排煎至兩面焦黃，倒進白酒，蓋上鍋蓋燜燒。
5. 煎熟之後盛盤。

依照每一種血型，介紹使用有益身體的食材做出的瘦身食譜！每一道菜都很簡單，務必挑戰看看。

調味料的味道令人一吃就上癮

咖哩鱈魚

能吃肉但是不適合多吃的 AB 型，比起肉類，更適合吃魚！將適合任何調味的鱈魚作成咖哩風味。

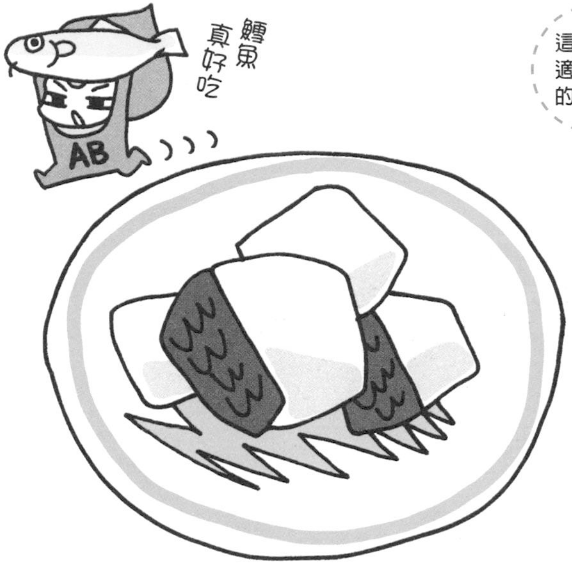

這些是適合 AB 型的食材！

- 鱈魚
- 小黃瓜
- 大蒜
- 咖哩粉

99 Kcal / 1 人份

材料（2 人份）

鱈魚……2 片
大蒜……1 瓣
小黃瓜……1/2 根

醃漬醬汁

咖哩粉……1 小匙
砂糖……1 小匙
橄欖油……1 小匙
鹽、胡椒……少許

做法

1. 鱈魚切成大塊。
2. 將醃漬醬汁倒進料理碗攪拌，放入 1 的鱈魚，醃漬 1 小時左右。
3. 將橄欖油倒進平底鍋（分量另計），放入切碎的大蒜，發出香味之後，將 2 的鱈魚放入平底鍋煎。出水的話，以廚房紙巾吸除。
4. 將小黃瓜切絲盛盤。
5. 3 的鱈魚煎至焦黃之後，盛在 4 的小黃瓜上。

豆腐給你滿滿的飽足感

豆腐熱沙拉

使用適合 AB 型適吃的豆腐製成的沙拉。想降低熱量時不要煎，直接去除水分享用。

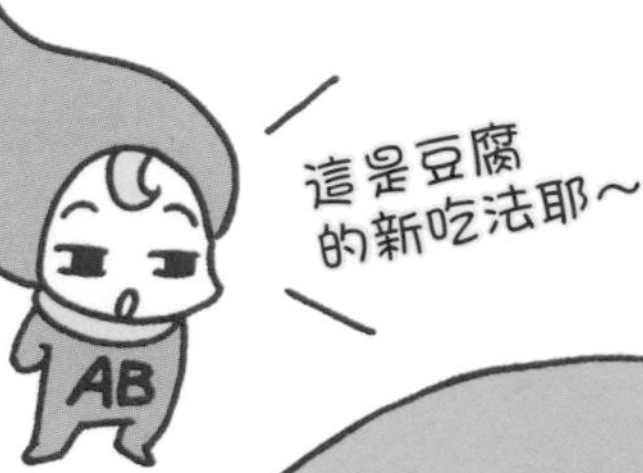
這是豆腐
的新吃法耶～
AB

這些是適合 AB 型的食材！

- 豆腐
- 芹菜
- 美乃滋
- 黃芥末

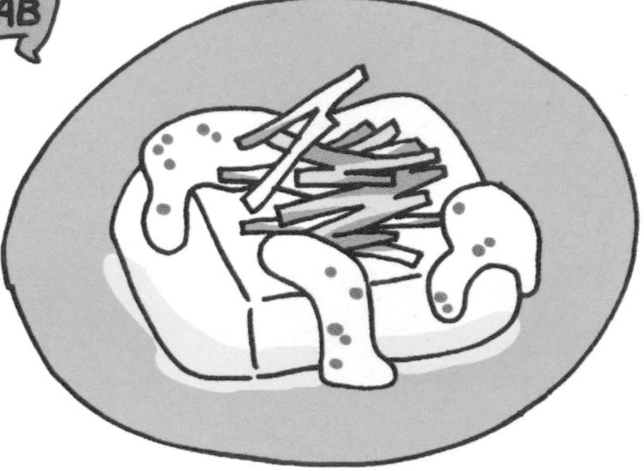

176 Kcal / 1 人份

材料（2 人份）

豆腐……1 塊
芹菜……5cm
小黃瓜……1/2 根
胡蘿蔔……1/2 根
橄欖油……1 小匙
太白粉……1 大匙

調味料

美乃滋……1 小匙
顆粒黃芥末……1 小匙

做法

1. 豆腐以微波爐加熱 1 分 30 秒左右，去除水分，切成 6 等份，裹上太白粉。
2. 芹菜、小黃瓜、胡蘿蔔切絲備用。
3. 將橄欖油倒進平底鍋，將 1 的豆腐煎至上色。
4. 將 3 盛盤，放上切絲的蔬菜，淋上事先調好的調味料。

將適合體質的食材做成三明治

三明治捲

以糙米麵包捲起 AB 型適合吃的蔬菜和水果。水果可以選擇奇異果或葡萄柚。作為派對料理也非常討喜！

這些是適合 AB 型的食材！

- 麵包
- 小黃瓜
- 美乃滋

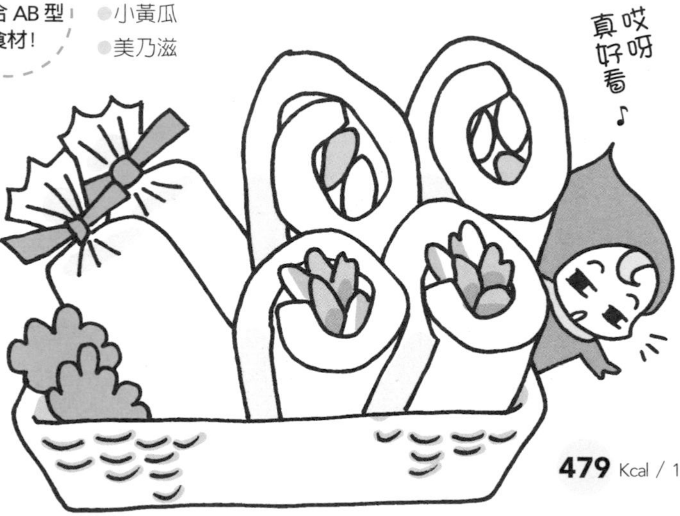

479 Kcal / 1 人份

材料（2 人份）

麵包（三明治用）……12 片
雞蛋……1 顆
洋蔥（切碎）……1 大匙
洋香菜……1 小匙
鮪魚……1 罐
小黃瓜……1/2 根
無花果……1 顆
奶油起司……20g
美乃滋……4 大匙

做法

1. 雞蛋水煮過後，去殼切碎。
2. 將 1 加上一半洋蔥和洋香菜、2 大匙美乃滋拌勻。小黃瓜切成薄片備用。
3. 鮪魚去除油脂，加入剩下的洋蔥、2 大匙美乃滋攪拌備用。
4. 無花果和奶油起司切片備用。
5. 在砧板上鋪保鮮膜，將麵包放在上面，放上 1、2、3 的料，捲起保鮮膜之後，以緞帶等綁住保鮮膜的邊緣。

偏成人口味的甜點

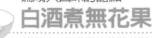

白酒煮無花果

使用 AB 型適喝的葡萄酒製成的甜點。不擅長喝酒的人可以減少白酒的量，加水試試看！

這些是適合 AB 型的食材！

● 無花果

195 Kcal / 1 人份

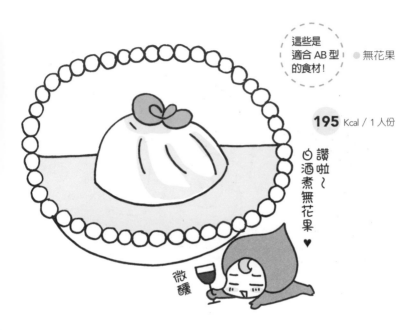

材料（2 人份）

無花果……4 顆
白酒……100cc
水……200cc
砂糖……70g
檸檬汁……1 大匙
薄荷……適量

做法

1. 無花果削皮。
2. 將白酒、水、砂糖、檸檬汁倒進鍋裡煮。
3. 將 1 加入 2，蓋上內鍋蓋煮 10 分鐘左右。
4. 盛入容器，放上薄荷點綴。

清爽小菜，幫助消化

醃漬葡萄柚

AB 型不適合吃醋，那就以醃漬葡萄柚來代替。將白蘿蔔換成蕪菁也很美味！

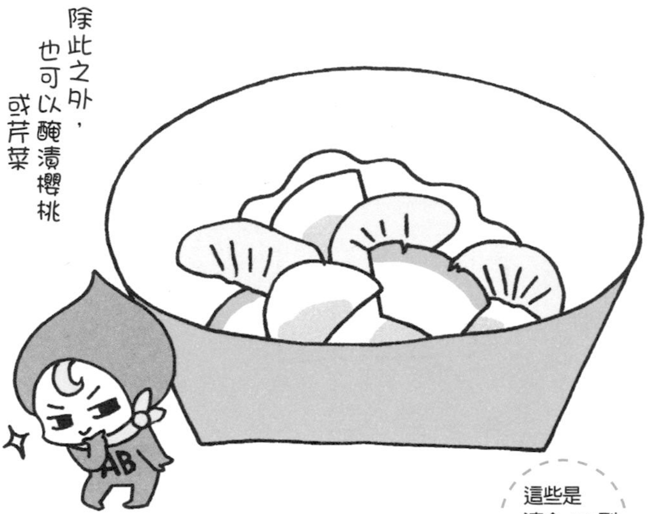

除此之外，
也可以醃漬櫻桃
或芹菜
AB

這些是適合 AB 型的食材！

- 葡萄柚
- 小黃瓜
- 橄欖油

133 Kcal / 1 人份

材料 (2 人份)

葡萄柚……1/2 顆
小黃瓜……1/2 根
白蘿蔔……5cm
橄欖油……2 大匙
鹽……1/4 小匙

做法

1. 葡萄柚去皮，果肉切成兩半，葡萄柚汁留在料理碗備用。
2. 小黃瓜和白蘿蔔隨意切成塊狀。
3. 將 1 的果肉、2 放進料理碗。加入葡萄柚汁、橄欖油、鹽混合。充分攪拌之後，盛入容器。

Column 2

建議 AB 型小將服用的營養補充品

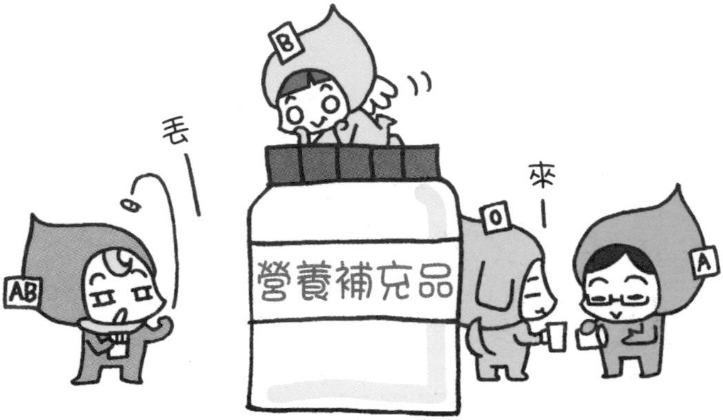

服用具有抗壓作用的營養補充品

AB 型混合了 A 型和 B 型，和 A 型一樣，特別容易受到壓力的影響。因此，建議服用有效消除壓力、具有抗壓作用的營養補充品。具體來說，最好攝取維生素 C、酪氨酸等。

最好積極攝取的營養補充品

維生素 C
↓
具有抗壓作用，但記得要在飯後攝取，用來保護胃黏膜。

鋅
↓
僅限於兒童，鋅具有預防感染症的效果。最好少量攝取。

洋甘菊
↓
具有抗壓作用，能夠從香草茶等輕易地攝取。

酪氨酸
↓
置身於壓力中時，會使多巴胺濃度上升，具有消除壓力的功效。

4

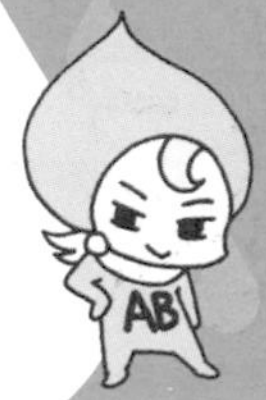

AB 型小將的
生活習慣瘦身術

為了瘦得漂亮，除了飲食之外，重新檢視生活習慣也很重要。除了持續作息規律的生活，也可以從血型獲得更多健康的知識與啟發。

check!!

AB型小將的生活容易變成這樣……

Life style

按照那一天的心情行動

詳見 P71

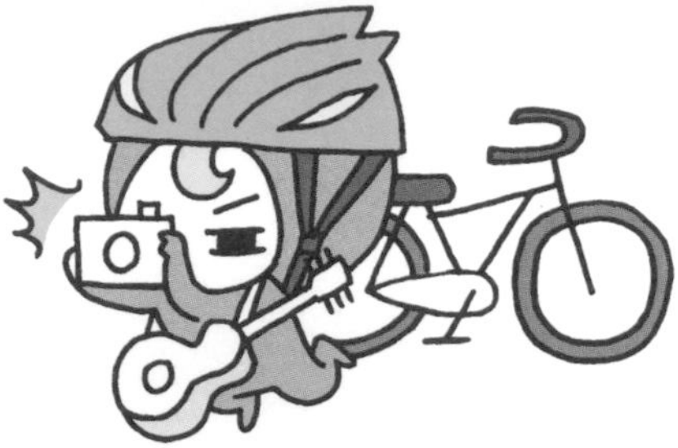

Exercise

馬上就感到疲累無法持久

詳見 P72

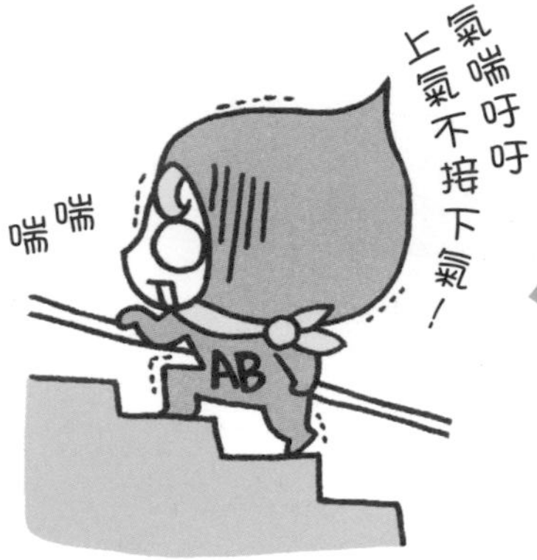

氣喘吁吁
上氣不接下氣！
喘喘
AB

Stress

容易受到壓力的影響

詳見 P76

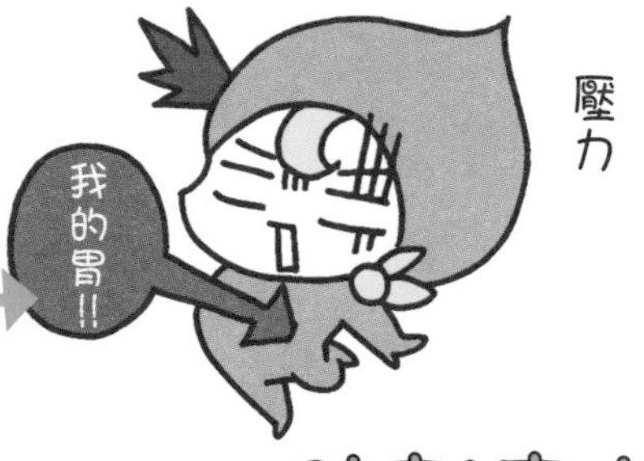

我的胃!!
壓力
一陣刺痛！

習慣。說不定是受到自己血型的負面影響。

Q：AB型小將的瘦身知識？
A：生活規律，重視一個人的時光。

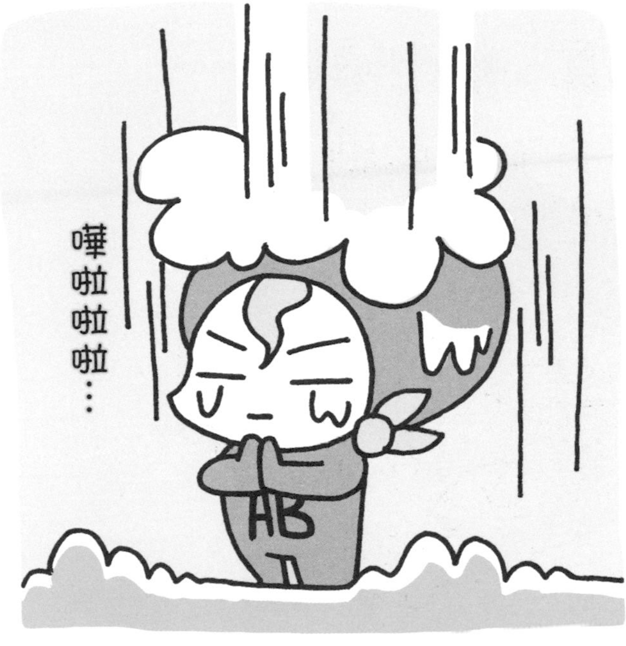

調整生活步調，增加屬於自己的時間

AB型小將往往會按照心情改變行動，請盡量刻意過著規律的生活。而且盡量製造一個人獨處的私人時間，以調整自己的生活步調。

此外，進食請盡量減少單次的份量，增加進食的次數。不建議用攝取咖啡因的方式消除壓力。感到壓力時，最好以冥想或伸展操來放鬆身心。

Q：AB 型小將適合的運動是？

A：舒適的運動＋有氧運動。

生活習慣 2

建議AB型小將做的運動

有效的運動也會依血型而有所不同。做適合自己的運動，能夠更有效率地塑造玲瓏有致的體形。

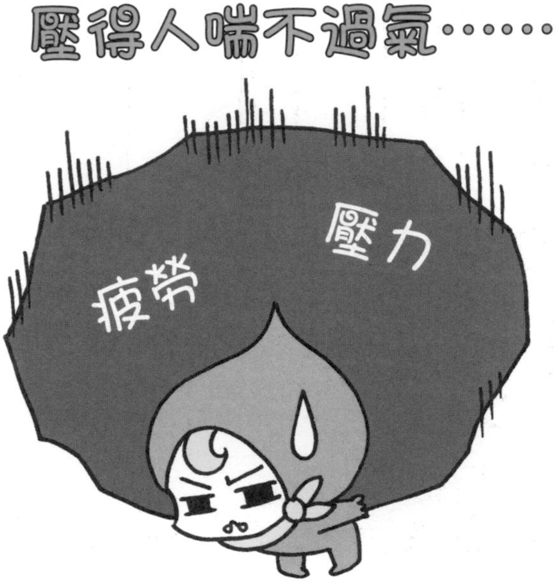

AB型要以運動消除壓力

AB型往往和A型一樣，容易累積壓力，而且像B型一樣容易感到疲勞。因此，最好透過運動，巧妙地消除壓力和疲勞。

人一感到壓力，肌肉就會緊繃，血糖值上升，消化系統的機能降低，發出異常的出汗。建議AB型搭配具有放鬆效果的運動和有氧運動。

建議 AB 型小將做的運動！

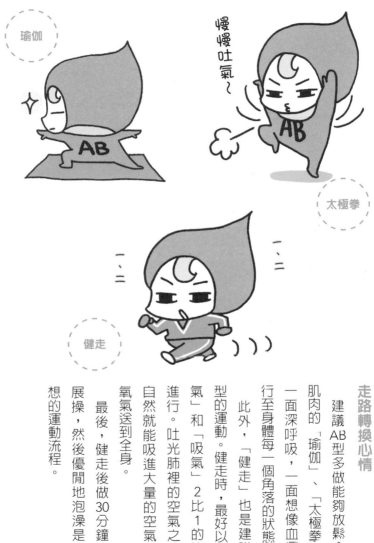

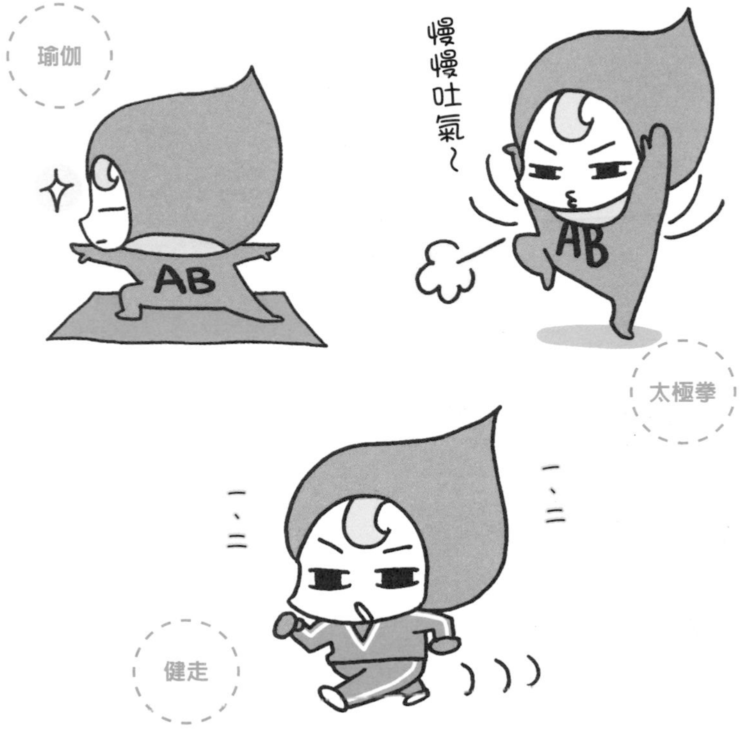

做瑜伽放鬆身體，走路轉換心情

建議AB型多做能夠放鬆全身肌肉的「瑜伽」、「太極拳」。一面深呼吸，一面想像血液運行至身體每一個角落的狀態。

此外，「健走」也是建議AB型的運動。健走時，最好以「吐氣」和「吸氣」2比1的比例進行。吐光肺裡的空氣之後，自然就能吸進大量的空氣，將氧氣送到全身。

最後，健走後做30分鐘的伸展操，然後優閒地泡澡是最理想的運動流程。

生活習慣 3

提高運動效果的瘦身伸展操

運動的同時，要做讓僵硬的身體放鬆的伸展操。這對所有血型都有幫助。

做伸展操燃燒脂肪 打造不易發胖的體質

若能力行適合自己血型的飲食生活，體內的細胞就會活化，逐漸排出多餘的脂肪。為了使這項機能更加活絡，要進行「腰椎運動」。

這項運動的瘦身效果卓越，是伸展關節，讓肌肉伸縮的伸展運動。這種伸展運動對於提高代謝率、塑造不易發胖的體質頗有效果。此外，也建議所有人將它作為運動前的暖身運動。

透過6個伸展動作，讓身體放鬆！

1

雙腳打開站立，慢慢向前彎曲

雙腳張得稍微比肩寬更寬，從站立的狀態，慢慢向前彎曲。

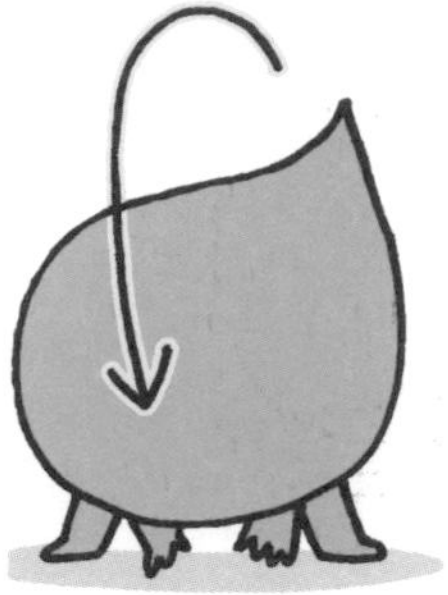

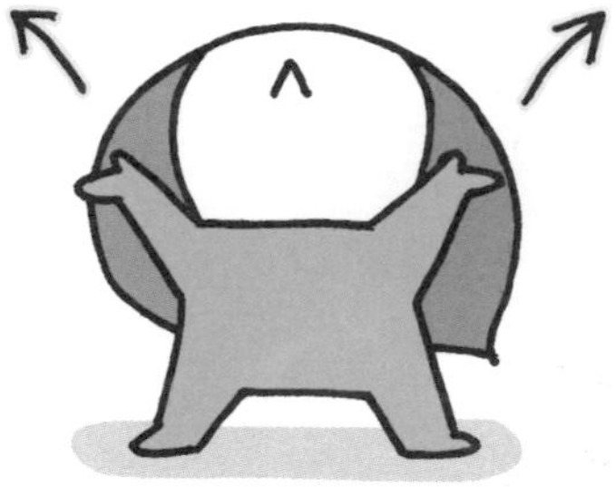

2

雙手向上，身體向後仰

從1的狀態，直接慢慢舉起雙手，將身體盡量向後仰。

3

舉起單手，彎向一旁

一隻手扠腰，另一隻手舉起貼耳，直接將身體傾向一旁。換另一邊重覆動作。

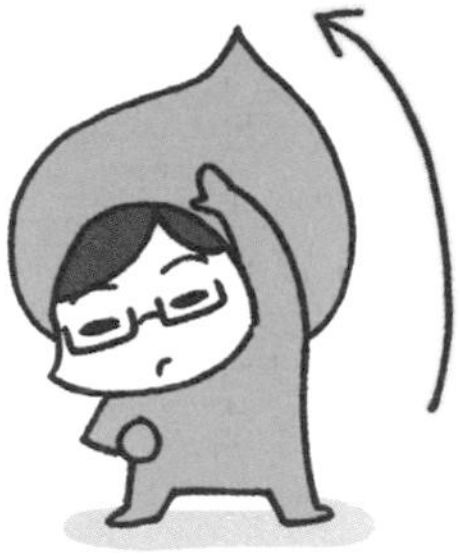

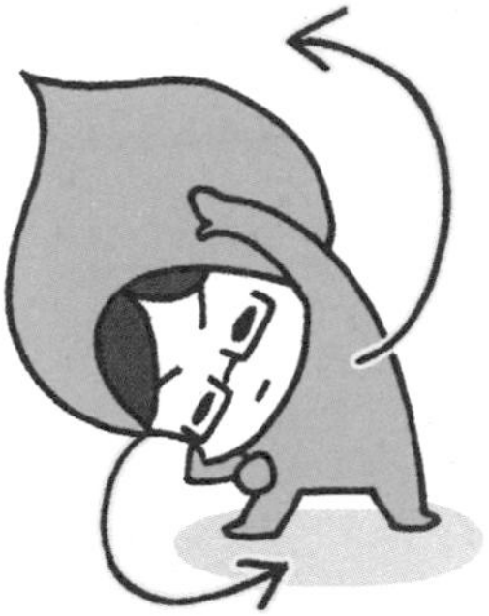

4

扭腰，身體傾向斜前方

一隻手扠腰，另一隻手舉起貼耳。手扠腰那一邊的腰部向前 45 度扭動，同時身體傾向斜前方。換另一邊重覆動作。

5

扭腰，身體傾向斜後方

一隻手扠腰，另一隻手舉起貼耳。手扠腰那一邊的腰部向後 45 度扭動，同時身體傾向斜後方。換另一邊重覆動作。

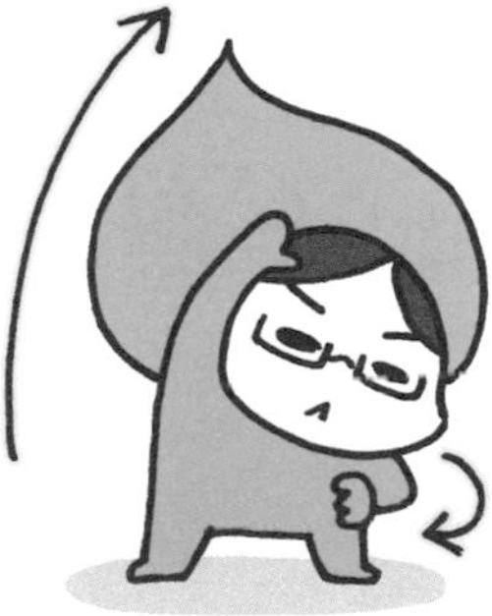

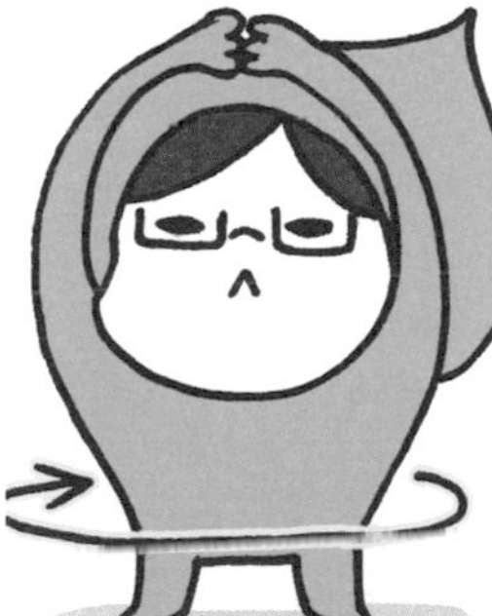

6

上半身左右扭轉

雙手在頭頂交握，上半身向右扭轉。換另一邊重覆動作。

生活習慣 4

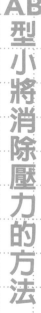

AB型小將消除壓力的方法

壓力是瘦身的敵人。血型也是妥善消除壓力的關鍵。首先，要弄清自己的壓力形態。

Q：AB型小將會如何感到有壓力？

A：容易累積壓力和疲勞。

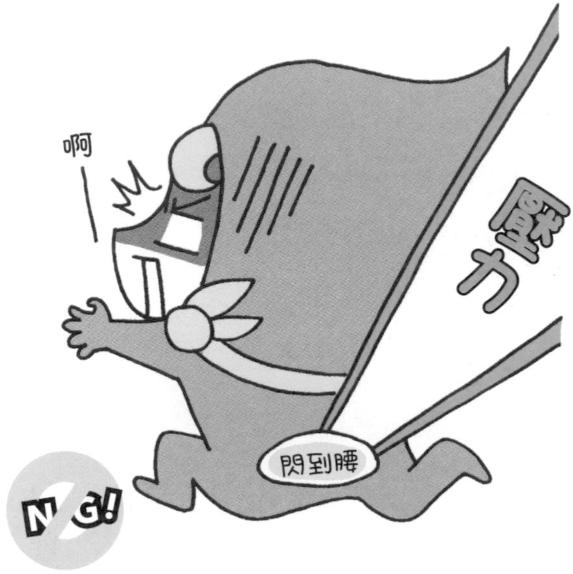

減重的敵人是三種壓力

壓力分成「化學性壓力」、「結構性壓力」、「精神性壓力」。而這三種壓力，正是「瘦身的敵人」。

「化學性壓力」是因為構成身體的化學成分失衡所引發。如果吃下不適合身體的食物，「化學性壓力」就會在不知不覺間累積，造成身體不適和肥胖。先前按照血型介紹的飲食方法，可以消除這種壓力。

建議 AB 型小將採用的消除壓力法

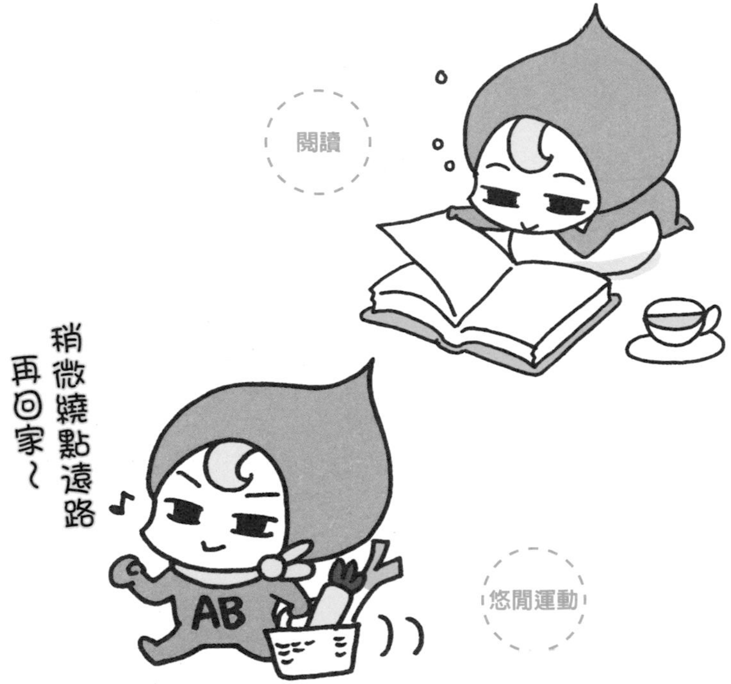
閱讀
稍微繞點遠路再回家～
AB
悠閒運動

在不勉強自己的範圍內，享受嗜好與運動

第二種「結構性壓力」是源自於閃到腰或頸部鞭抽症等，骨頭或肌肉等結構失衡。透過伸展操塑造正確的姿勢，能夠有效預防。

第三種「精神性壓力」是產生自人際關係或生活中感覺到的焦躁或壓力。這能夠透過運動或嗜好，有效地消除。不過，AB型不適合透過劇烈的運動發洩壓力。最好在房間裡安靜地看書，或者享受喜愛的運動，在不勉強自己的範圍內，享受運動與嗜好。

Column 3 衆人的減重發表會

1

A 型小將

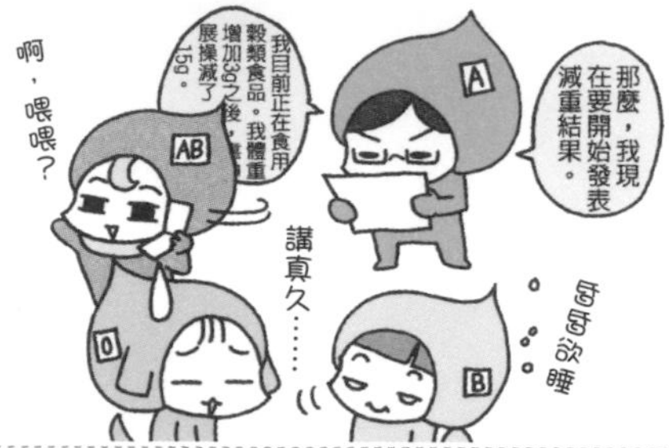

那麼，我現在要開始發表減重結果。
我目前正在食用穀類食品。我體重增加3g之後，展操減了15g。
啊，喂喂？
講真久……
昏昏欲睡

2

B 型小將

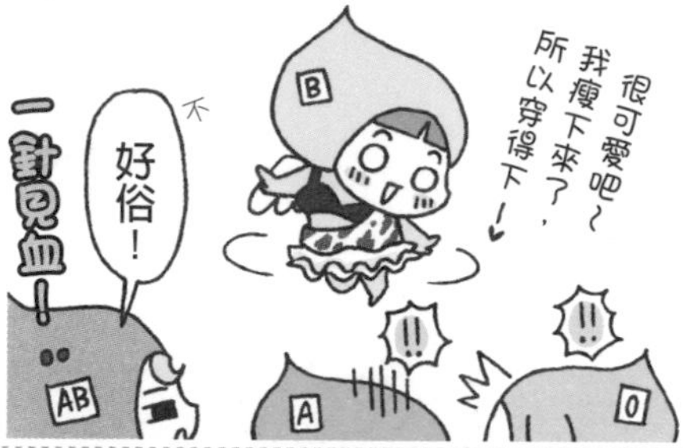

很可愛吧～我瘦下來了，所以穿得下！
好俗！
一針見血！
!!
!!

3

O 型小將

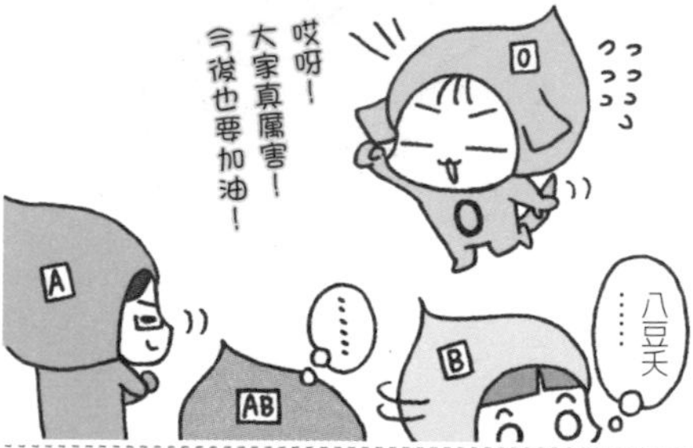

哎呀！大家真厲害！今後也要加油！
……
……
八豆夭

4

A B型小將

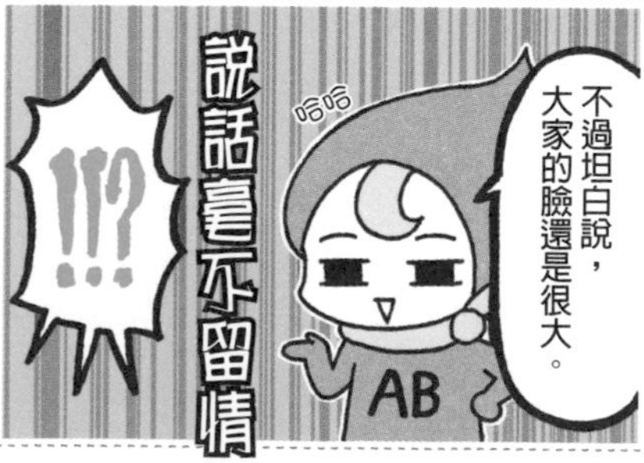

不過坦白說，大家的臉還是很大。
哈哈
說話毫不留情
!!?
!!!

瘦身成功

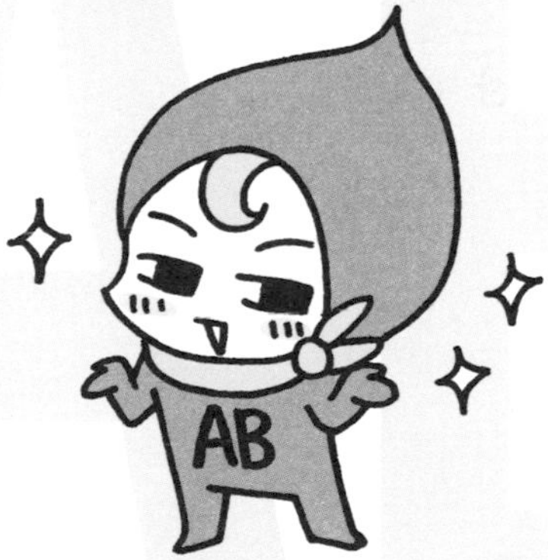

AB型小將輕盈瘦身術

作　者—中島旻保
譯　者—張智淵
責任編輯—林巧涵
執行企劃—張燕宜
美術設計—林家琪
校　對—洪麗雲
董事長
總經理—趙政岷
總編輯—余宜芳
副總編輯—丘美珍
出版者—時報文化出版企業股份有限公司
10803台北市和平西路三段二四〇號四樓
發行專線—（〇二）二三〇六—六八四二
讀者服務專線—〇八〇〇—二三一—七〇五・（〇二）二三〇四—七一〇三
讀者服務傳真—（〇二）二三〇四—六八五八
郵撥—一九三四四七二四時報文化出版公司
信箱—台北郵政七九～九九信箱
時報悅讀網—http://www.readingtimes.com.tw
電子郵件信箱—ctliving@readingtimes.com.tw
第一編輯部臉書—http://www.facebook.com/readingtimes.fans
流行生活線臉書—https://www.facebook.com/ctgraphics
法律顧問—理律法律事務所　陳長文律師、李念祖律師
印　刷—盈昌印刷有限公司
初版一刷—二〇一四年五月十六日
定　價—新台幣一四九元
行政院新聞局局版北市業字第八〇號

KETSUEKIGATA DAIETTO AB-GATA SAN DIET
By NAKASHIMA Fumiyasu

Originally published in Japan by KAWADE SHOBO SHINSHA LTD. Publishers, Tokyo.
Chinese (in complex character only) translation rights arranged with
KAWADE SHOBO SHINSHA LTD. Publishers, Japan
through THE SAKAI AGENCY and BARDON-CHINESE MEDIA AGENCY.

Illustration: Chie Asai
Book Design: Erika Ito (Lilac)
Content DTP/Design: Akiko Nagasue (Lilac)
Recipe Supervisor: Honami Ueno
Editorial Cooperation: K-Writer's Club
Mayuko Kosaka

AB 型小將輕盈瘦身術 / 中島旻保著；
張智淵譯. -- 初版. -- 臺北市：
時報文化, 2014.05
譯自：AB 型さんダイエット

ISBN 978-957-13-5970-0（平裝）

1. 健康飲食 2. 血型 3. 減重 4. 健康法

411.3　　103008484